DES

DIVERS MODES DE TERMINAISON

DES

GROSSESSES EXTRA-UTÉRINES

ET DE LEUR TRAITEMENT

PAR

Benjamin DESCHAMPS

Docteur en médecine de la Faculté de Paris,
Ex-interne des hôpitaux de Paris,
Membre de la Société clinique,
Membre correspondant de la Société anatomique,
Médaille de bronze de l'Assistance publique.

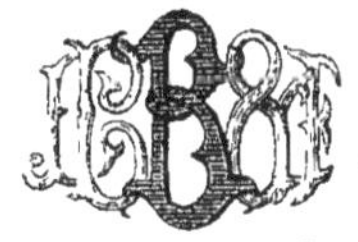

PARIS
LIBRAIRIE J.-B. BAILLIÈRE ET FILS
RUE HAUTEFEUILLE 19, PRÈS LE BOULEVARD SAINT-GERMAIN

1880

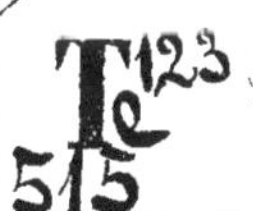

DES

DIVERS MODES DE TERMINAISON

DES

GROSSESSES EXTRA-UTÉRINES

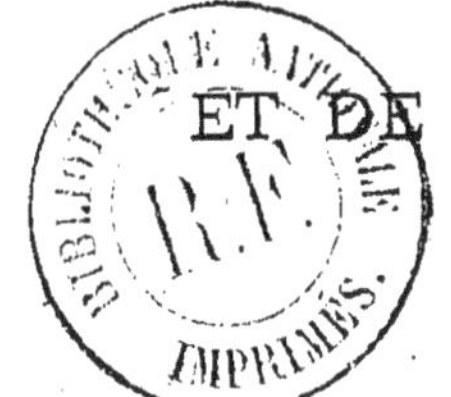

ET DE LEUR TRAITEMENT

PAR

Benjamin DESCHAMPS

Docteur en médecine de la Faculté de Paris,
Ex-interne des hôpitaux de Paris,
Membre de la Société clinique,
Membre corrrespondant de la Société anatomique,
Médaille de bronze de l'Assistance publique.

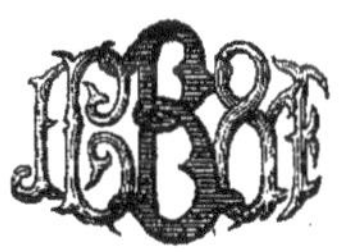

PARIS
LIBRAIRIE J.-B. BAILLIÈRE ET FILS
RUE HAUTEFEUILLE 19, PRÈS LE BOULEVARD SAINT-GERMAIN

1880

DES DIVERS MODES DE TERMINAISON

DES

GROSSESSES EXTRA-UTÉRINES

ET DE LEUR TRAITEMENT

INTRODUCTION.

Pendant le cours de notre internat, il nous a été donné d'observer à l'hôpital Saint-Louis, dans le service de notre cher maître, M. le Dr Vidal, un fait de grossesse extra-utérine; le kyste fœtal s'étant ouvert dans l'intestin, le fœtus a pu être extrait et la femme a guéri. Nous avons eu la pensée de rechercher les observations de grossesse extra-utérine publiées dans ces dernières années, tant en France qu'à l'étranger, et de les résumer dans notre thèse inaugurale.

Nous nous bornerons à étudier les divers modes de terminaison de grossesses extra-utérines et le traitement qu'il convient de leur opposer; nous laisserons de côté tous les faits observés avant l'année 1875. A cette époque, le docteur Parry(1), de Philadelphie, publia sur la grossesse extra-

(1) Extra-uterine pregnancy, its causes, species, pathological anatomy, clinical history, diagnosis, prognosis, and treatment. Philadelphia, 1875. London. 1876.

utérine une monographie très importante. Ce travail, auquel nous ferons de nombreux emprunts, est basé sur une statistique portant sur 500 cas, et on peut considérer les conclusions de Parry comme exprimant, aussi justement que possible, l'état de la science au moment où son livre a paru. Mais depuis, des faits nouveaux sont venus s'ajouter aux précédents, des opérations mieux réglées ont été pratiquées et couronnées de succès, et sur un certain nombre de points, les conclusions de Parry semblent devoir être infirmées, ou du moins les indications opératoires pouvent être formulées d'une manière plus précise.

Du reste, il faut bien reconnaître que les statistiques ne peuvent donner qu'une vérité relative; pour juger la valeur d'un procédé opératoire, il faudrait ne comparer que des faits absolument identiques, et le plus souvent on ne tient aucun compte d'une foule de circonstances qui ont pu entraver la guérison ou amener un résultat défavorable.

Aussi, nous avons cru utile de publier à la fin de notre thèse toutes les observations que nous avons recueillies, afin qu'il soit facile de contrôler les faits en remontant à la source même.

Ces recherches ont été faites consciencieusement ; un certain nombre d'observations sembleront bien incomplètes, mais elles ont été publiées ainsi, et elles peuvent du moins être utilisées dans les travaux de statistique.

Nous laisserons en dehors de cette étude l'anatomie pathologique, l'étiologie, les symptômes et le diagnostic des grossesses extra-utérines; de nombreux travaux ont été publiés dans ces dernières années, sur le côté si intéressant de la question; nous citerons principalement le mémoire de M. le professeur Depaul (1), celui de M. le D° Charpentier (2), dans la Revue des sciences médicales; et enfin, les différents articles de M. le Dr Puech, dans les Annales de Gynécologie (3).

En entreprenant ces recherches, nous avons eu pour but de montrer l'état actuel de la science sur l'importante question des terminaisons et du traitement de la grossesse extra-utérine; notre ambition sera pleinement satisfaite si ce travail indique clairement la conduite que suivent aujourd'hui le principaux chirurgiens français et étrangers dans les éventualités si nombreuses et si variées que fait naître la grossesse développée en dehors da la matrice.

Nous tenons à remercier ici M. le De Budin de l'extrême obligeance avec laquelle il a mis sa bibliothèque à notre disposition, et nos collègues et amis MM. Suss et Galissard de Marignac, internes des hôpitaux, qui ont bien voulu nous traduire les observations allemandes.

DIVISION.

Avec la majorité des auteurs, nous admettrons *quàtre variétés* de grossesse extra-utérine, suivant le point où se développe l'ovule fécondé.

Si le kyste fœtal a pris naissance dans un point du tissu de l'ovaire, la grossesse est dite *ovarique*. Cette variété est fort rare et a été niée pendant longtemps; son existence semble pleinement démontrée aujourd'hui : observation de Spiegelberg (90); de Talbot Jones (obs. 22); Puech (4).

(1) Arch. de toc., 1874, 1875.

(2) Revue des sciences méd., t. IX.

(3) Ann. de Gyn., t. X et t. XII.

(4) Des grossesses de l'ovaire. Annales de Gynécol., 1878.

Si l'ovule fécondé pénètre dans la trompe de Fallope, s'arrête dans ce conduit et s'y développe, la grossesse est dite *tubaire*.

Mais la migration de l'ovule a pu être plus complète, le kyste fœtal se trouve entouré par le tissu utérin, la grossesse est dite *interstitielle*.

Le plus souvent, l'ovule n'est pas recueilli par la trompe et tombe dans la cavité abdominale ; là, il peut être résorbé, ou bien il se greffe sur un point de la séreuse péritonéale et y croît, en vertu de sa puissance germinative propre ; la grossesse est dite alors *abdominale*.

Elle est *primaire* si, dès le principe, l'œuf s'est développé dans la cavité abdominale ; *secondaire*, si sa présence dans la cavité abdominale est consécutive à la rupture précoce d'une grossesse extra-utérine, et nous verrons que parfois le fœtus survit à cet accident. (Obs. 6 et 88.)

DES DIFFÉRENTS MODES DE TERMINAISON DE LA GROSSESSE EXTRA-UTÉRINE.

Lorsqu'on considère les terminaisons de la grossesse extra-utérine, on voit que le pronostic est absolument grave dans tous les cas.

Le kyste fœtal se rompt fréquemment dans les premiers mois, et, bien que cet accident ne soit pas fatalement mortel comme le pensait Rogers (1), néanmoins un grand nombre de femmes succombent dans le mois ou dans les jours qui suivent la rupture.

Des processus inflammatoires peuvent survenir du

(1) Extra-utérine fœtation and gestation Philadelphia, 1867. Cité par Parry, p. 153 et 154.

côté de la séreuse péritonéale et amener la mortdu fœtus et parfois celle de la mère.

Si l'enfant et la mère échappent à tous ces dangers, au terme de la gestation un faux travail se produit et l'enfant succombe fatalement.

Par la mort du fœtus, la première phase de la grossesse est terminée ; l'enfant, par son développement progressif, ne tend plus à rompre l'enveloppe qui le protège, et il peut demeurer dans les tissus maternels comme un corps étranger sans y provoquer aucun trouble; mais le plus souvent, soit à la suite de causes occasionnelles, fatigues, traumatismes, soit même sans cause extérieure appréciable, l'organisme maternel cherche à se débarrasser du produit de conception, le kyste s'enflamme, suppure et s'ouvre dans les organes voisins, le plus souvent dans l'intestin, dans le vagin ou la vessie, parfois en un point de la paroi abdominale, exceptionnellement dans l'utérus ou dans l'estomac. On peut donc, avec M. le docteur Charpentier (1), diviser la grossesse extra-utérine en deux catégories :

Dans la première, la grossesse ne se termine, pendant le cours de la gestation ou au terme du complet développement du fœtus, qu'avant ou immédiatement après la mort de celui-ci : ce sont les « grossesses récentes. »

Dans la deuxième, la grossesse se termine à une époque très-variable, après un séjour plus ou moins long du fœtus devenu corps étranger dans les organes maternels, « ce sont les grossesses anciennes. »

A. GROSSESSES RÉCENTES.

En général, la rupture du kyste se produit brusquement, les femmes éprouvent une douleur vive dans l'abdomen, pâlissent, perdent connaissance et meurent dans le col-

(1) Revue des sc. méd., t. IX, p. 770.

lapsus quelques heures après l'accident, présentant tous les symptômes d'une hémorrhagie interne. Dans quelques cas, la mort a été si rapide, les malades ont été enlevées d'une façon si inattendue au milieu des apparences d'une santé parfaite, qu'on a cru à un empoisonnement et que l'autopsie légale a été ordonnée. (Obs. 29.)

Ailleurs, l'accident est précédé de douleurs plus ou moins vives, que l'on peut rapporter à l'extrême distension du kyste fœtal.

A côté de ces faits où la mort survient en quelques instants, il en est d'autres où l'hémorrhagie se fait lentement, successivement; la femme résiste et lutte un certain temps avant de succomber. Mais peut-elle survivre à de tels accidents? Rogers (1), Bernutz, ne le croyaient pas; cependant déjà Dezeimeris avait désigné des faits de ce genre sous le nom de *grossesse abdominale secondaire.*

Parry dit à ce sujet (2) :

« 1° Dans les grossesses tubaires, en quelque lieu de la trompe de Fallope qu'elles soient placées, le kyste peut se rompre et la femme cependant arriver à terme. Les membranes peuvent rester intactes, comme dans les cas de Hey, Hofmeister, ou bien avoir été rompues, comme dans les cas de Patuna, Braun et Bandl.

« Dans ces deux cas, le placenta n'est pas intéressé et l'enfant peut se développer aussi bien que dans une grossesse normale.

« 2° Il peut survenir ou non une péritonite amenant un enkystement secondaire du fœtus.

« 3° La rupture du kyste dans les premiers âges de la grossesse extra-utérine peut être suivie de l'enkystement de l'ovule et du sang épanché dans le péritoine, ainsi que dans

(1) Cité par Parry.

(2) Loc, cit., p. 159.

les cas de Bright, Stiles, West et Duncan. Dans ces circonstances, il est prouvé que la femme peut vivre quelques mois, et on peut raisonnablement conclure qu'elle peut guérir.

« 4° Si la rupture a lieu dans les premières périodes de la gestation, l'œuf s'échappe, peut s'attacher dans un point du péritoine, et continuer à s'y développer, comme il est prouvé dans l'observation de Braxton Hicks. »

Les conclusions de Parry ont été confirmées par la plupart des observateurs. En résumant nos observations, nous trouvons que dans les obs. 6, 33, 88, la femme a survécu à la rupture.

L'examen attentif du placenta donnerait peut-être l'explication des deux aspects cliniques de la rupture du kyste dans les grossesses extra-utérines. Il serait naturel de penser que la rapidité des accidents a pour cause une lésion des vaisseaux placentaires, tandis que la rupture du kyste avec intégrité du placenta n'amènerait que des troubles modérés et transitoires. Cependant, Barnes a publié un fait dans lequel une déchirure très peu étendue a suffi pour produire des accidents foudroyants, et M. le Dr Duguet (2) pense que la source de l'hémorrhagie interne qui suit la la rupture du kyste fœtal provient, non de l'œuf qui reste habituellement intact, mais de ses enveloppes toujours très vasculaires (trompe surtout) ou des insertions placentaires.

Quoi qu'il en soit, il est hors de doute qu'un certain nombre d'hématocèles ont pour origine la rupture d'une grossesse extra-utérine. A l'appui de cette opinion professée par M. le Dr Gallard (3), nous citerons l'observation de

(1) Cité par Charpentier, p. 770.
(2) Ann. de Gynécol., p. 344, 1874.
(3) Traité des maladies des femmes.

Duncan (1)et celles de Bandl (obs. 11), de Frankel(obs. 10), et de Leroux (obs. 24). Selon le Dr Weit (Deutsche Zeitschrift für prakt. Med.), n° 49, 1878, 1/5e des hématocèles sont dues à la rupture d'une grossesse extra-utérine.

Si les parois du kyste résistent à la distension qu'elles supportent, et si la rupture ne se produit pas, la grossesse extra-utérine peut se terminer de diverses façons :

1° Un faux travail se déclare au moment du terme ou auparavant, l'enfant succombe (et dans ce cas, suivant Keller(2), sa mort serait due le plus souvent à une hémorrhagie placentaire) ; au bout de quelques jours, les douleurs cessent, la femme se rétablit, au moins pour un temps;

2° La mort du fœtus est précédée ou suivie de phénomènes graves : péritonite, hémorrhagies ; la femme est emportée rapidement ou languit quelque temps dans le marasme et meurt d'épuisement.

B. GROSSESSES ANCIENNES.

La mort du fœtus est le point de départ d'une situation toute différente ; la grossesse récente est terminée, la grossesse extra utérine ancienne commence, apportant avec elle des dangers nouveaux et d'un autre genre qui rendent l'existence de la femme précaire et misérable. Les cas exceptionnellement heureux où le fœtus séjourne dans les tissus maternels sans y apporter aucun trouble, ne peuvent venir infirmer ce pronostic ; d'abord ils sont rares, ensuite la femme est exposée à voir se développer à la suite d'influences extérieures, d'un traumatisme quel-

(1) Edimb. méd. journ., janv. 1864, p. 670, cité par Parry.

(2) Des grossesses extra-utérines. Thèse de Paris, 1872.

conque, une inflammation éliminatrice par laquelle l'organisme cherche à se débarrasser du corps étranger qu'il contient ; aussi ne devons-nous pas être surpris de voir un certain nombre d'auteurs préconiser une intervention hâtive et proposer une opération telle que la gastrotomie plutôt que de laisser la femme exposée à de pareils dangers.

Que nous enseignent les statistiques au sujet des terminaisons ordinaires des grossesses extra-utérines anciennes ?

Assez fréquemment, 12 fois sur 100 cas, d'après Mattei, le fœtus peut séjourner dans les organes maternels sans que la santé de la mère en soit affectée. C'est là une sorte de guérison spontanée des grossesses extra-utérines. Le liquide amniotique se résorbe, les parois du kyste se rapprochent et s'accollent au fœtus, qui demeure sans changement notable pendant un temps plus ou moins long, ou subit la dégénérescence adipocireuse ou calcaire ; dans ce dernier cas il devient un lithopédion. Un certain nombre de ces lithopédions ne sont découverts qu'à l'autopsie, mais cette innocuité est loin d'être absolue ; le volume et le poids de la tumeur peuvent être assez considérables pour empêcher la femme de se livrer à aucun travail, et légitimer ainsi l'intervention chirurgicale.

Dans la plupart des cas les choses ne se passent pas ainsi. Quelque temps après la mort du fœtus, le kyste s'enflamme, suppure ; une péritonite d'un caractère plutôt subaigu que franchement aigu s'établit ; des ausses membranes se forment, renforcent la paroi du kyste, séparant ainsi nettement la tumeur extra-utérine de la cavité abdominale, Parry (1) insiste justement sur le

(1) Loc. cit., p. 242.

côté utile de ces inflammations de la séreuse abdominale qui font adhérer le kyste aux organes voisins), les parois de la tumeur s'amincissent, s'ulcèrent en un point et le kyste finit par communiquer avec les viscères environnants ou vient s'ouvrir à la paroi abdominale.

Il est inutile d'insister sur les divers symptômes qui accompagnent cette terminaison de la grossesse extra-utérine ; l'issue à plusieurs reprises d'un liquide fétide au milieu duquel on retrouve des fragments du fœtus, petits os du squelette, lambeaux de chair putréfiés, ne permet aucun doute sur la nature de l'affection et sur l'accident dont on est témoin ; puis surviennent des phénomènes d'irritation et d'inflammation des conduits à travers lesquels passent et séjournent les liquides du kyste, diarrhée ou cystite, suivant que la tumeur se sera fait jour dans l'intestin ou dans la vessie ; enfin d'autres symptômes dérivant de la présence d'un corps étranger complétent la physionomie de cet événement.

Selon Mattei et Van Cauvenberghe, c'est le plus souvent à la paroi abdominale que vient s'ouvrir le kyste fœtal : 38 fois sur 100, selon Mattei, 53 fois sur 180, d'après Van Cauverberghe. Parry sur 248 cas a trouvé 65 cas d'ouverture dans l'intestin, tandis que 40 fois seulement le kyste s'était ouvert à la paroi abdominale. Nos recherches viendraient confirmer l'opinion de Parry.

Lorsque le kyste se fait jour dans l'intestin, c'est en général dans le rectum ou l'S. iliaque que siège l'orifice de communication, lequel peut être simple ou multiple ; ce point est très important, car souvent les parties dures du fœtus ne sont pas expulsées spontanément et le chirurgien doit intervenir ; l'anus n'apporte qu'un léger obstacle aux manœuvres ; il se laisse facilement dilater autant qu'il est nécessaire.

Le travail d'ulcération qui amène cette communication entre la tumeur et l'intestin provoque parfois une inflammation du tissu cellulaire environnant, laquelle peutêtre suivie de rétrécissement de l'intestin et de fistules péri-anales. Dans un cas on fut obligé de pratiquer la colotomie. (Obs. 72.)

Exceptionnellement le kyste fœtal se trouve placé de telle sorte qu'une fois la communication établie il devient une sorte de diverticulum de l'intestin dans lequel peuvent passer et séjourner les matières fécales. Obs. de Ziembicki (Ob. 68.).

Il est plus rare de voir le kyste fœtal s'ouvrir dans le vagin, et ce que l'on ne soupçonnerait pas tout d'abord, cette terminaison serait d'après Parry (1) moins favorable que lorsque le kyste s'ouvre dans l'intestin. Puech et Mattei sont d'un avis contraire. Les statistiques contiennent un trop petit nombre de faits pour qu'on puisse juger la question d'une manière définitive.

Lorsque le kyste s'ouvre dans la vessie, en général, le chirurgien est obligé d'intervenir et de pratiquer soit la lithotritie pour broyer les débris osseux du fœtus, s'ils sont de petites dimensions, soit d'inciser la cloison vésico-vaginale afin de les extraire directement, s'ils présentent un volume considérable. La femme offre alors tous les symptômes d'un calcul vésical ; nous n'avons pas besoin de faire ressortir les dangers de l'ouverture du kyste dans la vessie ; la mortalité est très élevée en pareil cas, cependant la femme peut guérir spontanément sans le secours de l'art.

Grâce à l'extrême dilatabilité du canal de l'urèthre et à son peu d'étendue chez la femme, on a pu voir des fragments osseux, des os entiers être éliminés par cette voie.

Nous passerons sous silence les faits de Chailly Honoré,

(1) Loc. cit., p. 167.

Petit, Moreau, dans lesquels le kyste communiquait avec l'estomac. Ce sont des raretés, et selon Parry les observations ne doivent pas être admises sans réserves.

Il est également très exceptionnel de voir le kyste s'ouvrir dans la cavité utérine (Obs. 62), la résistance du tissu utérin n'a pas permis aux parties solides du fœtus de s'engager dans l'orifice et d'être expulsées au dehors.

Mais souvent ce n'est pas à travers les viscères voisins qu'est expulsé le produit de conception ; la tumeur contracte des adhérences avec la paroi abdominale antérieure, la peau s'ulcère en un point, se perfore et le kyste s'ouvre à l'exterieur comme un simple abcès ; parfois la guérison s'effectue d'elle-même ; les liquides d'abord, puis les débris osseux contenus dans le kyste sont évacués au dehors, après peu de jours la poche revient sur elle-même la cicatrisation s'effectue et la malade se rétablit entièrement ; mais dans bien des cas, l'orifice ne peut donner passage aux fragments du squelette et le chirurgien est obligé d'agrandir la fistule et d'extraire ce qui reste du fœtus.

Pour que l'on puisse se rendre facilement compte du degré de fréquence et de gravité de ces divers modes de terminaison, nous avons emprunté à Parry (1) un tableau qui contient les résultats obtenus par lui-même, et comparé à ceux de Puech et de Mattei. Nous y joindrons les résultats fournis par nos observations.

ELIMINATION DU KYSTE FŒTAL.

	Auteurs. —	Nombre de faits observés.	Degré de fréquence.	Morts. —	Proportion Mortalité pour 100.
Par l'intestin.	MATTEI....	30	30.00	19	61.29
	PUECH.....	69	»	24	38.78
	PARRY.....	65	26.20	24	34.78
	DESCHAMPS.	19	16.66	8	43.10

(1) Loc. cit., p. 166.

Par le vagin.	MATTEI....	7	7.00	2	28.57
	PUECH......	23	»	5	21.73
	PARRY.....	12	4.83	2	41.66
	DESCHAMPS.	3	2.05	1	33.00
Par la vessie.	MATTEI....	8	8.00	2	25.00
	PUECH.....	17	»	3	17.64
	PARRY.....	9	3.62	5	55.55
	DESCHAMPS.	2	1.70	0	»
Par la paroi abdominale.	MATTEI....	21	21.00	1	4.76
	PUECH.....	28	»	4	14.27
	PARRY.....	40	16.12	10	25.00
	DESCHAMPS.	5	4.44	0	»

De pareilles différences prouvent que les statistiques ne peuvent donner qu'une vérité relative. Chacun sait que dans les hôpitaux, pour une même opération, il y a des séries heureuses, d'autres malheureuses, il faudrait donc un nombre beaucoup plus considérable d'observations pour arriver à une conclusion certaine.

Il nous reste à dire en quelques mots la part qui revient à chaque variété de grossesse extra utérine dans les diverses terminaisons.

La grossesse *tubaire* généralement a une durée très courte; la rupture survient presque toujours dans les quatre premiers mois, surtout de la huitième à la dix-septième semaine; la trompe ne pouvant supporter qu'une distension limitée, les tissus s'amincissent, la nutrition devient insuffisante en un point et la rupture a lieu. Elle n'est pas cependant toujours spontanée, elle est parfois provoquée par une cause occasionnelle; mouvements brusques, chutes d'un lieu élevé, efforts de coït.

La rupture d'une grossesse tubaire est plus souvent que ne le pensaient les anciens le point de départ d'une grossesse abdominale secondaire (obs. 88, 6).

La grossesse tubaire peut-elle arriver à terme? Il est certain que la trompe peut se laisser dilater suffisamment pour contenir un fœtus jusqu'au terme de la gestation.

L'observation de Hofmeier (obs. 93) ne laisse aucun doute à cet égard, mais le fait est très exceptionnel.

Il en est de même de la transformation de la grossesse tubaire en lithopédion ; l'observation de Mme Rampin en offre un bel exemple. Keller (1) dans sa thèse cite d'autres faits appartenant à Duverney, Virchow.

La grossesse extra utérine *interstitielle* est beaucoup plus rare que la variété tubaire avec laquelle cliniquement et pratiquement elle pourrait être confondue sans inconvénient. Le plus souvent elle se rompt de très bonne heure produisant les mêmes accidents que la grossesse tubaire, ou bien le produit de conception est expulsé par l'utérus, après un travail qui peut simuler un avortement.

Dans un cas, la grossesse interstitielle étant parvenue au huitième mois, le Dr Gilbert put extraire l'enfant en incisant la mince paroi qui séparait le kyste de la cavité utérine. Ces faits doivent être considerés comme une heureuse exception, et peut-être ne doit-on les admettre que sous toutes réserves.

Selon Hecker qui a recueilli un nombre considérable de grossesses interstitielles, de toutes les variétés de grossesse extra utérine, ce sont celles qui durent le moins. longtemps Rarement elles atteignent le quatrième mois, c'est en général vers le troisième qu'elles se terminent (2). Les statistiques de Parry (3) conduisent aux mêmes conclusions, cependant il cite un fait dans lequel la grossesse interstitielle qu'il appelle tubo-utérine s'est terminée par rupture au huitième mois de la gestation.

Tandis que dans ces variétés tubaire et interstitielle la possibilité d'une rupture constitue un danger incessant, le

(1) Loc. cit., p. 36.
(2) Cité par M. Charpentier.
(3) Loc. citat., p. 151.

plus souvent la grossesse *abdominale* arrive à terme sans encombre ; si l'on n'intervient pas à ce moment, un faux travail se déclare, produit la mort du fœtus et souvent celle de la mère. La grossesse abdominale perd alors les caractères de grossesse récente et devient grossesse ancienne. Les dangers d'une rupture ne sont plus guère à redouter.

La *grossesse ovarique* doit occuper une place intermédiaire ; elle se prolonge plus longtemps que la grossesse tubaire, mais la rupture est plus fréquente que dans les grossesses abdominales.

Selon le Dr Puech, la marche et les terminaisons des grossesses ovariques ne diffèrent pas sensiblement de celles des grossesses abdominales (1).

DU TRAITEMENT DES GROSSESSES EXTRA UTÉRINES.

Les dangers auxquels la femme est exposée dans le cours d'une grossesse extra utérine ne sont ni de même nature ni de même gravité aux différentes époques de la gestation, les indications thérapeutiques doivent varier de même ; aussi nous croyons avec Parry, Keller et M. le Dr Charpentier qu'il faut admettre trois périodes.

La première période s'étend depuis la conception jusqu'au cinquième mois de la gestation.

La deuxième comprend la seconde moitié de la grossesse depuis le cinquième mois jusqu'au terme.

La troisième a pour point de départ la mort du fœtus, soit à terme, soit auparavant et se termine suivant les cas à une époque plus ou moins éloignée.

Les deux premières périodes s'appliquent donc aux *grossesses récentes* et la troisième aux *grossesses anciennes*.

(1) Ann. de Gyn., p. 20, t. X.

1re Période. — *Depuis la conception jusqu'au 5e mois de la grossesse.* — Le traitement peut être palliatif ou radical.

Il faut d'abord prévenir les accidents qui pourraient se présenter, et comme au début, c'est la rupture qui est surtout à craindre, on recommandera à la femme d'éviter tout travail pénible, les émotions vives, les traumatismes de toute espèce.

Malgré les précautions les plus minutieuses, l'évolution de la grossesse extra utérine est souvent traversée par des complications inquiétantes auxquelles doit parer le médecin : ce sont des douleurs abdominales accompagnées ou non de métrorrhagies ; c'est à l'opium et à ses dérivés qu'il faut avoir recours pour calmer ces accidents. Les injections hypodermiques doivent être préférées. Les anesthésiques doivent être employés avec ménagement, dit Parry (1), bien qu'ils constituent un moyen excellent, parceque leur administration peut provoquer une lutte de la part de la malade ou déterminer des vomissements. Parfois l'explosion des douleurs s'accompagne d'une certaine dépression qui nécessite l'emploi de légers stimulants.

La constipation et la dysurie sont fréquentes, les purgatifs seront donnés avec une grande réserve, et les drastiques, principalement l'huile de croton, seront formellement interdits. Nous avons pu voir, à l'hôpital Saint-Antoine, une seule goutte d'huile de croton en lavement, provoquer un accouchement prématuré. La vessie sera vidée par le cathétérisme.

Ce traitement palliatif trouvera évidemment ses indications dans les autres périodes de la grossesse, suivant les symptômes observés.

Malheureusement, il suffit d'énoncer les ressources d'un

(1) Loc. cit., p. 200.

pareil traitement pour en comprendre l'impuissance. Il est vrai qu'on soulagera la malade, mais le fœtus continuera à progresser et les dangers d'une rupture persisteront. Aussi les auteurs se sont-ils préoccupés depuis longtemps de savoir si, dans les premiers mois, on ne pouvait détruire le produit de conception, amener la mort du fœtus et arrêter ainsi la grossesse dans son évolution.

La vie de l'enfant est trop précaire pour entrer en ligne de compte; l'enfant a si peu de chances d'arriver à terme que son existence ne doit pas être prise en considération. Les chirurgiens sont unanimes pour se placer exclusivement au point de vue de l'intérêt maternel. Mais quand les dangers de la première période ont été heureusement évités, que la grossesse est parvenue à terme, que l'enfant est vivant, nous pensons que son existence, bien qu'aléatoire, doit avoir quelque influence sur la conduite du chirurgien.

Par malheur, le diagnostic de la grossesse extra-utérine dans les premiers mois, ne peut être basé que sur des probalités, et, en cela, nous sommes d'accord avec la majorité des auteurs, M. le professeur Depaul (1), Parry (2), M. le Dr Charpentier (3). Sans doute, on lit dans nombre d'observations que le diagnostic de grossesse extra-utérine a été fait; cela doit être vrai pour quelques cas, mais, le plus souvent, les auteurs sont muets sur les raisons qui leur ont fait admettre ce diagnostic, souvent même la grossesse extra utérine n'a pas été soupçonnée.

Si dans la grossesse normale, les accoucheurs posent comme une règle que tant que les battements du cœur fœtal n'ont pas été entendus, tant que les mouvements actifs du fœtus n'ont pas été perçus, la grossesse ne doit

(1) Ann. de Tocol., 1874-75.

(2) Loc. cit., p. 213.

(3) Revue des sc. méd., t. IX.

être affirmée qu'avec réserve, combien est plus grande la difficulté d'établir un diagnostic suffisamment probable pour autoriser une intervention active, alors que la tumeur extra-utérine est peu volumineuse située profondément et que par sa position et ses caractères physiques elle peut être confondue avec une foule de tumeurs plus fréquentes que la grossesse extra-utérine elle-même. Ces considérations enlèvent, selon nous, beaucoup de valeur aux méthodes de traitement par lesquelles les chirurgiens ont proposé d'arriver, dans les premiere mois, à la cure radicale de la grossesse extra-utérine.

Nous allons exposer brièvement ces différentes méthodes.

Von Ritgen (1) a proposé la cure de la faim, afin d'amener la mort du fœtus par inanition, en administrant quotidiennement du sel de Glauber et des pilules de seigle ergoté. Mais l'épuisement de la mère n'amène pas forcé- la mort du fœtus; ce moyen est aussi inefficace que les frictions mercurielles, les émissions sanguines répétées; sans compter que si on ne réussit pas à tuer le fœtus, la mère se trouvera dans de déplorables conditions pour parer aux éventualités futures de la grossesse. On a encore conseillé des injections hypodermiques de strychnine, assez fortes pour tuer le fœtus sans amener la mort de la mère (Barnes); des injections hypodermiques d'ergotine (Janvrin), qui, si elles agissent, ne peuvent que produire la rupture du kyste; la syphilisation préventive (Barnes) (2). Tous ces moyens nous paraissent ou inefficaces ou dangereux; il faut ou intervenir d'une façon active, ou se borner à l'expectation.

(1) Neue Zeit für Geb., 1840, IX, 206, cité par Keller.
(2) Cités par Parry, p. 201.

Ponction du kyste fœtal,

Cette opération a été deux fois suivie de succès. Le premier fait appartient à Greenlagh (1). La ponction fut faite par le vagin, à l'aide d'un trocart filiforme dans un kyste fœtal d'environ 3 à 4 mois ; on retira une très petite quantité de liquide amniotique ; quelques jours après, la femme fut prise de frisson, de douleurs hypogastriques, et rendit par le vagin un liquide sanieux, avec des débris de caillots et une caduque. Elle se rétablit. Le second fait est rapporté par Tanner (2). Après la ponction, la malade fut dans un état désespéré pendant quelque temps, mais le fœtus ayant été expulsé par l'intestin, elle s'améliora promptement.

Dans les autres cas, les femmes sont mortes rapidement d'hémorrhagie secondaire ou de septicémie. (Gaillard Thomas.)

En outre, comme le fait remarquer Parry, ce moyen n'est pas infaillible. l'observation de Fränkel (obs. 91) en est une preuve péremptoire.

La ponction du sac a donc donné jusqu'à ce jour d'assez médiocres résultats ; le trocart ne doit même pas être employé comme moyen d'éclaircir le diagnostic, alors que l'on est dans l'intention de faire une opération ultérieure. Si, dans un cas douteux, l'examen du liquide donnait la certitude d'une grossesse extra-utérine, il faudrait opérer immédiatement.

Extraction du fœtus par l'incision du vagin avec le galvano-cautère.

Cette opération a été pratiquée par le Dr Gaillard Thomas en 1875 (obs. 75), pour une grossesse extra-utérine d'envi-

(1) The Lancet, 23 mars 1867.
(2) Signs and Diseases of pregnancy, Phil. 1868, page 306.

ron trois mois. Bien que le placenta ait été intéressé dans l'incision et que le chirurgien, pour se rendre maître de l'hémorrhagie ait été obligé d'injecter dans la cavité du sac une solution de perchlorure de fer; la malade a guéri. Le Le Dr Thomas espérait pouvoir éviter la péritonite en pénétrant dans la cavité kystique à travers les feuillets du ligament large; l'intégrité de la séreuse étant ainsi respectée; l'emploi du couteau galvanique prévenait l'hémorrhagie, et il pensait diminuer les chances de septicémie en enlevant tout le contenu du kyste, y compris le placenta. Parry (1), à qui nous empruntons ces détails, fait remarquer qu'il eût été préférable de laisser le placenta in situ; que s'il est vrai que sa présence peut déterminer des accidents de septicémie, son ablation est suivie d'une hémorrhagie immédiate extrêmement grave, à laquelle la femme succombe généralement. Dans les grossesses récentes, c'est une règle absolue de laisser le placenta en place et d'en confier l'élimination à la nature; le plus grand nombre des insuccès, dans les opérations pratiquées à cette période, sont dus aux lésions du placenta et à l'hémorrhagie consécutive. L'élytrotomie ne semble pas avoir donné tous les résultats qu'on en pouvait espérer; bien que l'extraction du fœtus en général ne présente aucune difficulté, qu'il soit facile de nettoyer la cavité kystique au moyen d'injections détersives et d'éviter ainsi la septicémie, souvent la terminaison a été fatale. C'est qu'en effet le placenta a été fréquemment lésé, une hémorrhagie formidable s'est produite et la mort est survenue rapidement.

Peut-on reconnaître la présence du placenta? Fränkel a essayé de déterminer les cas où le placenta est situé à la partie inférieure du kyste entre la paroi vaginale et la

(1) Loc. cit. Page 206

tête du fœtus; lorsque la paroi postérieure du vagin est sillonnée de vaisseaux volumineux, si l'on peut sentir les battements vasculaires, il faut renoncer à l'élytrotomie. Mais si le diagnostic est possible dans les derniers mois de la grossesse, en est-il de même au début, alors que le fœtus ne peut offrir aucun plan assez résistant pour que la pression du doigt permette de reconnaitre la présence du tissu placentaire? D'ailleurs, les observations sont le plus souvent muettes à cet égard. On ne peut que poser cette question et laisser à l'avenir le soin d'y répondre.

Emploi de l'électricité pour tuer le fœtus. — Bachetti, de Pise, publia en 1857 une observation de grossesse extra-utérine, où la mort du fœtus avait été obtenue par une décharge électrique à travers deux aiguilles introduites dans la tumeur. Plus tard, on modifia cette méthode en se servant de courants faradiques. Un des pôles fut placé par le vagin sur la tumeur, tandis que l'autre fut appliqué sur le kyste par l'intermédiaire de la paroi abdominale. Allen, de Philadelphie, aurait deux fois par ce moyen arrêté une grossesse extra-utérine dans son évolution. Tandis que Parry pense qu'on pourrait avoir recours à ce mode de traitement, Keller y est formellement opposé. La décharge électrique pourrait selon lui amener des contractions dans la tumeur, ou provoquer des mouvements énergiques des muscles de l'abdomen et, par suite, des décollements placentaires; il est vrai que Keller ne connaissait pas les résultats obtenus par la faradisation.

Bien que cette méthode ait échoué entre les mains de Bracton-Hills, nous croyons qu'on peut y avoir recours; malheureusement, quelque favorables que paraissent les résultats obtenus (obs. 3), on peut toujours émettre un doute sur l'exactitude du diagnostic.

Injection de substances narcotiques dans le kyste.— Dans sa thèse d'agrégation, 1863, Joulin proposa de tuer le fœtus en injectant dans la cavité kystique des substances narcotiques. On devait se servir d'une seringue de Pravaz, et chaque injection devait contenir un centigramme de morphine délayé dans quelques gouttes d'eau. Un an après, cette méthode donnait un premier succès entre les mains de Friedereich.

Dans un cas où la grossesse était au troisième mois, Kœberlé ponctionna d'abord la tumeur avec un fin trocart, retira une petite quantité de liquide amniotique et fit en suite une injection de chlorhydrate de morphine : il n'y a pas eu d'élimination du fœtus et celui-ci semble avoir été complètement résorbé.

En 1877, Friederich (obs. 1) ponctionna le cul-de-sac vaginal et fit des injections morphinées dans une grossesse extra-utérine d'environ 2 mois. Il n'a pas fallu moins de 5 mois pour arriver à la guérison, et ce moyen paraît avoir échoué dans l'obs. 91.

Néanmoins, c'est à cette méthode que, dans l'incertitude forcée du diagnostic à cette période, nous aurions le plus volontiers recours ; elle est facile à pratiquer, peu dangereuse en elle-même, et semble avoir donné de bons résultats.

Extirpation du sac fœtal. — Heim et Ossiander ont, les premiers, proposé d'enlever la tumeur fœtale à l'aide du bistouri (1).

Dans ces derniers temps, Brown-Routz, Playfair, Meadows, Greenlagh, en Angleterre, Darby, en Amérique, ont conseillé la *laparotomie* dans les premiers mois de la grossesse afin d'obvier aux dangers d'une rupture ; Spencer

(1) Cités par Parry, loc. cit., p. 202.

Wells est formellement opposé à cette pratique ; les femmes atteintes de grossesse extra-utérine survivent trop souvent aux accidents d'une rupture pour qu'on puisse pratiquer la laparotomie préventive, et les observations récentes montrent un grand nombre de faits de grossesse abdominale secondaire ; la rupture du kyste fœtal est donc beaucoup moins grave qu'on ne le supposait autrefois.

Cependant, dit Parry, si le diagnostic d'une grossesse extra-utérine pouvait être fait dans certains cas, s'il était possible de prouver que le kyste siège dans l'ovaire ou dans la trompe de Fallope, l'opération serait parfaitement justifiable, et si la grossesse était ovarique, se réduirait à une ovariotomie. Si la grossesse était tubaire ou interstitielle, on pourrait enlever le sac fœtal et au besoin la partie supra-cervicale de l'utérus ; le rétablissement de la femme semblerait plus probable après une pareille opération qu'après la rupture du kyste » ; ce qui n'est pas douteux, étant donnés les résultats obtenus par le Dr Porro et l'hystérectomie, en général. (V. thèse de Letousey, 1879.)

A propos du cas de Jessop à la Société obstétricale de Londres, Meadows soutint cette opinion : qu'il espère que le temps n'est pas éloigné où l'on pratiquera l'ablation d'une grossesse tubaire comme de toute autre tumeur abdominale.

Mais ni Keller, ni Meadows, ni aucun autre de ces hardis pionniers de la science ne nous ont donné les moyens de reconnaître d'une manière certaine, absolue, l'existence d'une grossesse extra-utérine dans les premiers mois.

Et ce n'est pas seulement la grossesse extra-utérine qu'il faudrait diagnostiquer, mais encore la variété de grossesse, la situation exacte du kyste fœtal. Si l'on comprend l'opération dans un cas de grossesse tubaire, elle est formellement contre-indiquée quand la grossesse est abdominale.

En résumé, étant donné l'insuffisance de nos connaissances actuelles pour établir un diagnostic absolu et complet dans les premiers mois d'une grossesse extra-utérine, on ne doit pas, en prévision de la rupture, tenter l'extirpation préventive du kyste fœtal.

Mais, toutefois, nous croyons utile d'établir une distinction. Supposons le fait suivant : le chirurgien a constaté la présence d'une tumeur extra-utérine ; la grossesse est probable, mais son existence ne peut être affirmée qu'avec réserves ; on est encore plus incertain sur la variété de grossesse extra-utérine : il est évident qu'on ne peut guère intervenir dans de pareilles conditions, mais un jour, subitement, la femme est prise d'accidents graves appartenant à l'hémorrhagie interne ; elle lutte pendant quelques heures, et l'aggravation des symptômes ne laisse aucun doute sur une mort prochaine. Que faire?

« Abandonner la malade ou n'employer que les moyens ordinaires du traitement de la péritonite par perforation, c'est tout un, dit Keller (1) ; dans l'un et l'autre cas, la mort est probable. Il n'y a donc qu'un seul remède, un seul qui soit logique, et quelque terrible qu'il paraisse lui-même; il doit être tenté, car les dangers que court la malade sont plus terribles et plus certains encore : il faut arrêter l'hémorrhagie, extraire le corps du délit et faire la toilette du péritoine. »

Nous croyons cependant que l'intervention doit être limitée à ces cas, où l'intensité des symptômes, la marche rapide des accidents, rendent la mort certaine et imminente, et c'est ce qui a lieu le plus souvent. Dans les cas où les phénomènes sont moins alarmants, où l'épanchement est modéré, où l'état général n'inspire pas d'aussi grandes inquiétudes, on peut se borner à combattre les accidents observés et à attendre.

(1) P. 61. Loc. cit.

2e PÉRIODE. — *Du cinquième mois au terme de la gestation.*

A partir du cinquième mois les danger d'une rupture sont beaucoup moindres. Le fœtus peut, il est vrai, succomber à la suite d'une de ces poussées de péritonite si fréquentes dans le cours de la grossesse utérine ; sa mort peut être le fait d'un vice de nutrition lui appartenant en propre, ou d'une lésion placentaire, mais le plus souvent la grossesse poursuit son cours jusqu'au moment du terme. Pour prévenir l'inflammation de la séreuse, on insistera auprès de la malade pour lui faire garder un repos absolu, éviter les efforts violents, les fatigues, les émotions vives, tout ce qui pourrait amener des complications du côté du kyste fœtal.

Prenons l'hypothèse la plus favorable. La femme a échappé aux accidents des premiers mois de la grossesse, son état général est satisfaisant, le fœtus est encore vivant. Que doit-on faire ? Au moment du terme un faux travail va se produire, l'enfant succombera fatalement et la vie de la mère elle même sera en grand péril ; doit-on abandonner les choses à la nature sans se préoccuper de l'existence de l'enfant, l'opération étant beaucoup plus grave pour la mère quand elle est faite au moment du terme, que lorsqu'elle est pratiquée quelque temps après la mort du fœtus. Et si l'on se résout à intervenir doit-on avec Zang (1), Velpeau, faire la laparotomie dès que le fœtus est viable, afin d'éviter les risques d'une rupture qui, bien que peu probable, se produit parfois dans les deux derniers mois ; ou faut il attendre, avec Keller, le moment du terme et opérer dès que le faux travail commence.

Avant de discuter l'opinion des auteurs et d'essayer de formuler la nôtre, il est indispensable de bien fixer les

(1) Darstellung Blutiger Operationen, Vienne, 1818 (III, 1 abt.).

éléments de la question et de voir comment les choses se passent habituellement.

Au moment du faux travail, exceptionnellement une rupture se produit, la femme meurt de péritonite, ou bien elle succombe épuisée par ce travail sans fin ; dans tous les cas la mort de l'enfant est inévitable.

En général la femme survit après avoir présenté des symptômes inquiétants pendant plusieurs jours.

Plus tard, ou bien la grossesse ancienne poursuit son cours indéfiniment, le fœtus demeurant dans les organes maternels sans y provoquer d'accidents, ou bien le contenu du kyste est expulsé au dehors par différentes voies avec ou sans intervention chirurgicale, et la femme guérit ; mais la terminaison n'est pas toujours aussi heureuse, la poche peut se rompre entraînant une péritonite mortelle, le kyste peut s'ouvrir dans un point inaccessible au chirurgien, les parties liquides sont seules évacuées, les débris du squelette restent dans la poche, et entretiennent une suppuration interminable.

Il en résulte que si l'on n'intervient pas au moment du terme ou auparavant, la mort de l'enfant est certaine, et que si la mère survit en général, elle n'en reste pas moins exposée à de nombreuses chances de mort dans la suite.

Dès lors ne vaut-il pas mieux essayer de sauver par une même opération et l'enfant et la mère : « Où d'ailleurs le but à atteindre peut-il être plus beau, et le succès plus éclatant que dans ces cas désesperés où deux existences sont en jeu et où seule la main du chirurgien peut leur venir en aide. » (Keller (1).

Il est vrai que l'enfant n'a pas survécu dans tous ces cas où il a été extrait vivant, mais les succès de Jessop, de

(1) Keller. Loc. cit., p. 77.

Hofmeier, ne permettent plus de ne tenir aucun compte de l'existence de l'enfant.

Velpeau, Kiwish, Keller, Kœberlé, Meadows, Edis, Gaillard-Thomas, le professeur Depaul se prononcent nettement en faveur de l'intervention. Ils ne diffèrent que sur le moment où l'opération devra être faite.

Parry au contraire la rejette formellement, et si nous discutons longuement les conclusions de cet auteur, c'est que ses opinions ont eu un retentissement et une influence considérables; à propos du fait du Dr Jessop (1) on peut lire, dans le discours d'adresse de l'année suivante, avec quelle force le président de la Societé d'obstétrique de Londres insiste sur ce point, qu'il ne faut pas, par suite de cette opération exceptionnellement heureuse, se croire autorisé à se départir des lois posées par Parry.

En principe cet auteur repousse l'opération, sauf certaines circonstances, permettant de considérer la mort comme inévitable; selon lui on doit se borner à calmer les douleurs au moyen de narcotiques. « L'opération ne doit être pratiquée que lorsque le kyste s'est rompu, ou que la situation de la mère est désespérée. » (2).

Il se fonde sur des statistiques qui démontrent la gravité de la gastrotomie primitive et pour la mère et pour l'enfant, tandis que l'opération est généralement suivie de succès quand elle est différée quelque temps après la mort du fœtus. En effet, indépendamment des changements qui s'opèrent alors dans le kyste, adhérences aux parois abdominales, atrophie du placenta, lesquels rendent l'opération moins dangereuse, dans la grossesse récente l'opérateur doit compter avec la puerpéralité; la femme est soumise à

(1) Discussion à la société d'obst. Londres, obst. soc. trans. p. 261, 1876.

(2) Page 222. Loc. cit

une influence générale qui peut compromettre le succès d'une opération devant réussir en un autre temps ; pendant la vie de l'enfant, le placenta est gorgé de sang et s'il est intéressé dans l'incision, une hémorrhagie formidable se déclare contre laquelle, l'opérateur est souvent impuissant.

Il est incontestable que la laparotomie secondaire est d'une extrême bénignité si on la compare aux résultats obtenus, jusqu'à Parry du moins, par la laparotomie primitive. Et cependant bien des objections peuvent être faites à ces conclusions. D'abord quand vous aurez sacrifié l'enfant, vous n'aurez pas pour cela sauvé la mère. Si une fois le fœtus mort celle-ci était à l'abri de toute complication, nous sacrifierions l'enfant sans scrupule, pensant que pour une existence aussi aléatoire on ne doit pas faire courir à la mère les risques d'une gastrotomie, mais il n'en est rien. Et le conseil de Parry est d'autant plus grave que pour l'enfant toutes les chances de survie existent comme dans une grossesse ordinaire ; les fœtus extra utérins étant sensiblement aussi développés que les autres pour une même époque de la grossesse.

Pour étayer sa doctrine Parry se fonde sur des statistiques qui sont, croyons nous, très discutables (1).

Une partie de ces opérations ont été faites à des époques où les règles opératoires en pareille matière n'existaient pas. Sur un total de vingt faits le placenta a été intéressé, ou extrait un certain nombre de fois, tandis qu'on ne doit jamais y toucher. Deux observations remontent au siècle dernier, dans deux cas la femme était mourante au moment de l'opération, et malgré ces conditions défavorables sur ces vingt cas, six fois la mère a survécu, et huit enfants ont été sauvés.

(1) Pages 229 et 230.

Nous croyons donc avec la majorité des cas gynécologues que, dans les derniers mois de la grossesse, quand l'enfant est vivant, on doit essayer de sauver par une même opération le fœtus et la mère.

Mais à quel moment doit-on intervenir. Velpeau propose de pratiquer l'extraction du fœtus dès qu'il est viable, afin d'éviter une rupture du kyste possible dans les derniers mois. Outre que la rupture est rare à cette époque de la grossesse extra utérine, l'enfant peut être un peu moins développé que dans une grossesse normale. Keller veut qu'on attende le moment du terme et que l'on opère dès les premières douleurs.

Nous pensons avec M. le professeur Depaul, M. le Dr Charpentier, Fränkel, que l'on ne doit pas attendre le moment du terme et que si l'on peut, dès que la viabilité de l'enfant est certaine, pratiquer l'opération, il est préférable, si l'état de la femme est satisfaisant, d'intervenir à la fin du 8e mois. Fränkel conseille d'opérer vers la 32e ou la 34e semaine de la grossesse.

En agissant ainsi, on fera une opération de choix et non une opération d'urgence, ce qui arrive forcément quand on attend le début du travail.

Nous avons formulé plus haut comme une règle absolue que dans toute opération pratiquée dans le cours d'une grossesse récente, le placenta ne devait pas être lésé, mais bien laissé *in situ* pour être éliminé plus tard spontanément; c'est là pour ainsi dire une condition *sine qua non* du succès de l'opération. On comprend combien il serait important de savoir en quel point du kyste fœtal le placenta est situé; s'il siège à la partie inférieure de la tumeur, l'incision du cul-de-sac de Douglas intéressera les vaisseaux placentaires, (dans un cas l'hémorrhagie a été telle, qu'on n'a pu terminer l'opération); si, au contraire, le placenta est implanté sur la paroi supérieure, après avoir incisé la ligne blanche, l'opérateur, pénétrant dans le kyste, sectionnera le placenta, et on aura le même résultat.

On peut parfois, dit Fränkel (1), reconnaître que le placenta est situé au niveau du repli de Douglas lorsque, au niveau du cul-de-sac postérieur du vagin, la muqueuse est sillonnée de vaisseaux considérables, lorsque le doigt, cherchant la tête fœtale, en est séparé par des tissus assez épais et se laissant déprimer aisément, que l'on sent difficilement la tête fœtale, comme si un corps spongieux était interposé entre elle et le doigt de l'opérateur ; parfois on peut sentir des battements artériels ; il est évident qu'alors l'élytrotomie est formellement contre-indiquée et que l'on doit préférer la laparotomie.

Le contraire aura lieu si, par le vagin, on sent directement la tête fœtale dans le repli de Douglas, sans interposition de tissus, si le fœtus a l'air d'être sous le doigt, pour ainsi dire, s'il est facile de reconnaître les sutures, si surtout l'on entend un bruit de souffle au niveau de l'abdomen, alors, par exclusion, on peut en conclure que le placenta est situé en tout ou en partie sur la paroi supérieure du kyste, et l'élytrotomie devrait être pratiquée de préférence. Plus loin nous discuterons les mérites et l'opportunité de ces deux opérations ; disons, toutefois que, en principe, en faisant abstraction de la situation du placenta, l'élytrotomie nous semble devoir être une opération beaucoup plus difficile que la laparotomie ; par cette dernière, le fœtus a toujours été extrait facilement et rapidement, tandis qu'à terme faire passer un fœtus par les parties génitales, non préparées et non distendues par un travail progressif, comme dans l'accouchement, doit être une opération souvent fort délicate et présentant de grandes difficultés.

(1) Arch. f. Gynäk., p. 197, vol. XIV.

En résumé, dans une grossesse extra-utérine à terme, il est légitime de chercher, par une même opération, à extraire un enfant vivant et à sauver la mère. On ne doit pas opérer dès que l'enfant est viable ou au début du faux travail, mais dans les deux premières semaines du neuvième mois, et la laparatomie semble, dans la plupart des cas, devoir être préférée à l'élytrotomie.

3° Période. — *De la mort du fœtus jusqu'au moment où la grossesse se termine, soit par enkystement, soit par élimination du produit de conception.*

Le fœtus a succombé, soit au moment du terme, soit auparavant. La femme a survécu aux complications qui ont accompagné cet accident ; les dangers de la grossesse récente ont disparu, mais jusqu'à ce que la grossesse soit terminée, c'est-à-dire que le produit de conception soit éliminé, la femme est exposée aux ruptures du kyste, aux péritonites. Sans doute la grossesse peut, dans certains cas, persister indéfiniment, le fœtus enkysté demeurant inoffensif dans les organes maternels, mais le plus souvent le kyste finit par communiquer avec un des organes voisins, et si le contenu n'est pas spontanément expulsé, le chirurgien est obligé d'intervenir et d'extraire le fœtus afin de soustraire la mère aux dangers de la septicémie et aux conséquences d'une suppuration prolongée.

Aussi ne doit-on pas s'étonner de voir certains chirurgiens, Kœberlé, Keller, admettre en principe qu'il faut chercher, par une intervention directe, à débarrasser la mère de ce fœtus dangereux et incommode, sauf à discuter les conditions les plus favorables de l'opération.

Par contre, Parry (1) fait remarquer non sans raison que,

Loc. cit., p. 261.

dans bien des cas, le kyste s'ouvre spontanément en un point de la paroi abdominale, et qu'alors un simple élargissement de la fistule suffit pour extraire les débris du fœtus ; que, fréquemment, l'ouverture du kyste se fait dans l'extrémité inférieure du rectum, que le fœtus est facilement expulsé par cette voie, et qu'il serait déraisonnable d'exposer des femmes qui guériront peut-être tout naturellement, ou au moyen d'une opération insignifiante, aux dangers de la gastrotomie. Et cet auteur ajoute : « Les résultats de l'intervention chirurgicale ont été moins heureux que ceux fournis par l'expectation. Il faut calmer les douleurs par des narcotiques et soutenir les forces de la malade au moyen d'un régime tonique. Les complications inflammatoires seront combattues par les moyens habituels, en réfléchissant que, dans certaines limites, ces inflammations sont conservatrices dans leur effet, puisqu'elles unissent le sac fœtal aux organes voisins et à la paroi abdominale, et ainsi préparent la voie à l'élimination du fœtus et du liquide qui l'entoure. Si la septicémie, la péritonite, l'épuisement, mettent en danger la vie de la malade, ou si la rupture du kyste se produit, la gastrotomie est indiquée ; autrement, il faut laisser agir la nature jusqu'à ce qu'elle indique le canal par lequel le fœtus doit être éliminé, et le chirurgien doit être son assistant. »

Il faut avouer que l'on aura mauvaise grâce à mettre au compte de la gastrotomie des opérations faites dans de telles conditions. D'un autre côté, il est bien évident que, pour tenter une opération aussi grave, les premiers opérateurs ont dû être amenés à la considérer comme la dernière chance de salut. Aujourd'hui que nous ne sommes plus habitués à regarder l'ouverture de la cavité abdominale comme une tentative déraisonnable, nous croyons qu'il est utile d'insister sur le côté défectueux de statistiques comprenant des faits remontant au siècle dernier ou au commencement de celui-ci, et dans lesquels souvent l'insuccès de l'opération doit être imputé aux procédés opératoires défectueux bien plus qu'à l'opération elle-même.

Pour déterminer le moment opportun de l'intervention, pour choisir la méthode la plus favorable, il faudrait pouvoir tenir compte de toutes les éventualités. En admettant l'opération dans tous les cas, comme Keller, on expose la femme aux dangers d'une gastrotomie, pour la débarrasser par avance d'un fœtus qui peut demeurer indéfiniment sans lui apporter aucun trouble.

En adoptant l'opinion de Parry, en laissant le champ libre à la nature, elle peut se tromper de chemin, et quand elle aura montré qu'elle désire que le fœtus soit éliminé par la vessie, il n'en résultera aucun avantage pour le chirurgien.

Nous nous rangerions à l'avis de Keller si les grossesses anciennes se terminaient fréquemment par rupture, et nous suivrions les conseils de Parry si le kyste s'ouvrait presque toujours à la paroi abdominale. Mais il n'en est pas ainsi ; il faut donc rechercher dans l'examen des faits eux-mêmes les règles qui doivent guider le chirurgien dans son intervention.

Après la mort du fœtus, la circulation placentaire est interrompue, les vaisseaux s'oblitèrent, le placenta s'atrophie, les liquides qui environnent le fœtus tendent à se résorber, et si l'état de la mère est satisfaisant, que peut-on craindre ? La rupture du kyste est fort rare ; l'inflammation du péritoine est souvent peu grave ; elle a pour résultat d'unir le kyste aux organes voisins, et ces adhérences sont une garantie de succès pour les opérations à venir. En effet, si le kyste a contracté des adhérences avec la paroi abdominale, le chirurgien pénètre directement dans la cavité kystique, sans que les liquides qui y sont contenus puissent se répandre dans le péritoine ; l'opération se réduit à l'ouverture d'un abcès, Si, au contraire, la kyste est plus ou moins éloigné de la paroi de l'abdomen, l'opérateur sera obligé d'ouvrir la séreuse péritonéale et devra prendre les mêmes précautions que dans l'ovariotomie.

Il serait donc très important de pouvoir diagnostiquer les adhérences d'une manière certaine. Keller pense que les signes sur lesquels les ovariotomistes s'appuient pour préjuger l'union des tumeurs abdominales avec les viscères et les parois de l'abdomen, auront la même valeur lorsqu'il s'agit d'une grossesse extra-utérine. « C'est ainsi, dit cet auteur, que nous noterons : la rétraction profond de l'ombilic, sa fixité, l'immobilité des téguments constatée par la palpation seule ou combinée au toucher, la persistance de la matité aux mêmes régions, malgré les variations de position de la femme, des tiraillements éprouvés aux parois antérieures dans les changements de position, enfin les péritonites survenues dans la grossesse. »

Au contraire, d'après Parry (1), Harris (2), etc., on ne peut les diagnostiquer que d'une manière incertaine ; aussi Parry recommande-t-il de ne faire d'abord qu'une incision très limitée, afin que le doigt puisse pénétrer dans le kyste et s'assurer, autant que possible, de ses adhérences avec la paroi. Plus tard, on élargira l'incision autant qu'il sera nécessaire ; les observations que nous avons recueillies ne nous fournissent aucun renseignement nouveau à ce sujet.

En résumé, nous pensons que le fœtus étant mort, tant que dure le faux travail, il faut se borner à calmer les symptômes douloureux et à prescrire le repos le plus absolu ; lorsque le danger est passé, si l'état général tend à s'amé-

(1) Loc. cit., p. 142.

(2) Remarques sur l'observation d'Atlée, amer. journ. of med. sc., 1879.

liorer, *on peut attendre*. La guérison spontanée se produit parfois, et d'ailleurs il n'y a pas péril en la demeure.

Mais si les douleurs persistent, si des troubles généraux surviennent, si la femme s'affaiblit, il faut opérer. Il est difficile de formuler une règle absolue dans une question où tant d'éléments sont en jeu, mais on peut dire que l'*opération doit être pratiquée, dès qu'il est évident que l'enkystement du fœtus ou sa transformation en lithopédion n'aura pas lieu.*

Si l'état général le permet, il sera bon d'attendre cependant quelques semaines, afin que la femme ne soit plus soumise à la puerpéralité, et que des adhérences aient pu se former entre le kyste et la paroi.

Dans un chapitre ultérieur, nous exposerons les diverses méthodes opératoires auxquelles le chirugien peut avoir recours.

Lorsque le kyste s'est ouvert spontanément en un point de la paroi abdominale ou dans un des viscères voisins, la conduite du chirurgien doit varier suivant les cas.

Si le fœtus est mort à une époque peu avancée de la grossesse, que les os soient désarticulés et faciles à extraire, le chirurgien dilatera doucement l'orifice, saisira les détritus fœtaux avec des pinces et essaiera de les amener au dehors par des tractions modérées. Mais si le fœtus est mort à terme ou dans les derniers mois, si la suppuration n'a pas dissocié le squelette, ce ne sont plus des os isolés, mais des systèmes osseux entiers, comme le crâne, la colonne vertébrale qu'il faut extraire, et ce n'est pas une ouverture spontanée qui donnera passage à une masse semblable. Ces considérations trouveront leur application dans tous les cas.

A. — *Ouverture du kyste à la paroi abdominale.*

L'orifice ordinairement unique siège en général au niveau de l'ombilic, près ou sur la ligne blanche. On devra faire, suivant les cas, des incisions libératrices dans le sens vertical. S'il y a plusieurs orifices, on les réunira autant que possible par une même incision. Le pansement sera le même que dans les laparotomies secondaires.

B. — *Ouverture du kyste dans l'intestin.*

Si l'orifice de communication siège en un point que le doigt du chirurgien ne peut atteindre, il faut avoir recours à la laparotomie sans plus tarder. Si l'orifice est situé près de l'anus, on doit chercher à saisir avec les doigts ou des instruments spéciaux, les débris du squelette qui sont engagés en partie à travers l'orifice et les amener au dehors par des tractions douces progressives et en s'efforçant de protéger, autant que possible, les parois de l'intestin.

Parfois, comme dans le fait que nous avons observé personnellement, on sera obligé de réduire le volume des parties fœtales au moyen de pinces spéciales, afin de les extraire plus facilement. Dans toutes ces manœuvres, l'emploi des anesthésiques sera extrêmement utile.

C. *Ouverture du kyste dans le vagin.*

En général une simple traction suffit pour amener le fœtus au dehors, parfois il est nécessaire de dilater ou d'inciser la fistule ; il est des cas dans lesquels l'enfant s'est trouvé comme enclavé et n'a pu être extrait ; il faut alors faire la laparotomie.

Ouverture du kyste dans la vessie.

La femme éprouve tous les symptômes d'un calcul. Parfois les os du fœtus dissociés ont pu être éliminés par l'urèthre qui, comme on le sait, est chez les femmes très court et fort dilatable (obs. 65, obs. 69). Ces faits sont rares. C'est en incisant la paroi vaginale supérieure qu'il faut pénétrer dans la vessie pour extraire le corps étranger.

D. *Ouverture du kyste dans la cavité utérine.*

Cette terminaison est fort grave ; l'orifice de communication est généralement étroit, les tissus qui l'environnent sont résistants, le col laisse passer difficilement des instruments explorateurs. La laparotomie secondaire est nettement indiquée en pareil cas.

Enfin dans un dernier chapitre nous exposerons les règles à suivre dans toutes les opérations qui peuvent se pratiquer dans le cours d'une grossesse extra utérines, les résultats fournis par les diverses méthodes opératoires, et nous chercherons à déterminer suivant les circonstances, le choix de la méthode qu'il convient d'employer.

A. *Règles opératoires générales.* — Si l'opération n'est pas absolument urgente, imprévue, il faut au préalable débarrasser l'intestin et commencer à donner de l'opium la veille de l'opération, afin d'endormir la susceptibilité du péritoine.

Lorsque l'on craint que des adhérences n'existent pas entre le kyste et la paroi, et que l'on puisse retarder sans inconvénient l'opération, il convient par des applications successives de caustiques d'établir des adhérences avant d'inciser la tumeur. Ce procédé a souvent donné les meilleurs résultats.

Une fois le kyste ouvert il faut se borner à extraire les parties fœtales qui sont libres dans son intérieur.

Dans les grossesses récentes on ne doit jamais toucher au placenta; aucune traction ne doit être exercée sur lui, il doit être laissé *in situ*. Dans les grossesses anciennes les avis sont partagés, certains auteurs, (1) pensent qu'on peut l'enlever afin d'éviter les dangers que sa présence pourrait faire naître dans la suite. Souvent il est détaché de la paroi kystique et sort naturellement, mais quand il est adhérent, nous croyons plus sage, de laisser à la suppuration le soin de l'éliminer. Les accidents qui pourraient survenir de la présence du placenta seront combattus par des injections antiseptiques, solutions phéniquées, permanganate de potasse.

Un drain de fort calibre sera laissé dans la cavité kystique pour établir une issue facile aux produits de la suppuration, et permettre des lavages frequents. Certains auteurs font sortir une des extrémités du drain dans le vagin en perforant le repli de Douglas; de nouvelles observations nous paraissent nécessaires pour démontrer les avantages ou les inconvénients de cette pratique.

Une élévation brusque de la température, un frisson violent doivent faire craindre la rétention et la résorption des produits de la suppuration. Il faut défaire le pansement, visiter la plaie avec soin, et faire de nouvelles injections détersives. L'évacuation des matières septiques sera suivie en général d'une amélioration rapide des accidents et de l'abaissement de la température; ce qui démontrera nettement la nature des phénomènes observés.

(1) Hofmeier, loc. cit.

B. *Méthodes opératoires.* — Les auteurs ont tenté d'extraire le fœtus par diverses voies, par le rectum, par le vagin, en incisant la paroi abdominale. Nous étudierons donc successivement les résultats donnés par la rectotomie, l'élytrotomie et la gastrotomie ou la laparotomie dans la grossesse extra-utérine.

Selon nous, le terme de laparotomie serait préférable à celui de gastrotomie. Lorsque le kyste est adhérent, on peut pénétrer dans la cavité sans ouvrir la grande cavité péritonéale ; l'opération se réduit bien à une incision de la paroi abdominale, le terme de laparotomie serait plus exact ; cependant nous emploierons les deux termes indifféremment.

A. *Rectotomie.* — Dans un cas où le vagin était obstrué on put, en incisant le rectum, amener au dehors un enfant à terme (1). Bienque la mère et l'enfant aient survécu, nous croyons avec Parry qu'une semblable tentative ne doit pas être renouvelée dans un fait de grossesse extra-utérine ; nous ne comprenons la rectotomie que comme opération complémentaire, et encore peut-être vaudrait-il mieux pratiquer la laparotomie.

B. *Elytrotomie.* — Cette opération a été proposée par Paul Dubois, Voillemier, etc. Il est tout naturel qu'on ait d'abord pensé à l'opération qui se rapproche le plus de l'accouchement naturel, mais les résultats n'ont pas été aussi favorables qu'on pouvait l'espérer. Souvent le chirurgien est tombé sur le placenta, et la section de cet organe a amené une mort rapide. Cependant les faits heureux de Gaillard-Thomas et de Harrison de Haucocke Watheu, permettent de croire que, dans certains cas, l'élytrotomie peut rendre de grands services.

(1) Thèse de Bonnie. Paris, 1821.

Selon nous, pour que cette opération réussisse, deux conditions sont nécessaires : il faut éviter la blessure du placenta. Le fœtus ne doit avoir qu'une moyenne dimension, soit qu'il soit mort dans les premiers temps de la grossesse, soit que l'opération soit faite à la première période, l'enfant étant encore vivant.

A terme, où toutes les fois que le fœtus est mort ayant acquis un développement à peu près complet, la laparotomie donne de meilleurs résultats que l'élytrotomie. On ne peut, parfois, extraire le fœtus qui est enclavé dans le petit bassin, et, dans tous les cas, l'opération sera pénible, longue, et partant dangereuse.

C. *Laparotomie.* — Comme nous avons vu précédemment, elle est *primitive* lorsqu'elle est faite dans les deux premières périodes de la grossesse ; elle est *secondaire* lorsqu'elle n'est pratiquée qu'après la mort de l'enfant.

C'est, croyons-nous, dans la grande majorité des cas, la meilleure voie à suivre pour extraire un fœtus extra-utérin. D'après les statistiques, la laparotomie semble moins dangereuse pour la mère que l'élytrotomie et la rectotomie, elle est incomparablement plus facile à mener à bonne fin, et, lorsque cette opération sera mieux réglée, que les indications opératoires seront plus nettement précisées, nul doute qu'elle ne fournisse des résultats encore plus encourageants.

L'incision sera faite, en général, sur la ligne médiane, au-dessous de l'ombilic, dans la direction du pubis ; cependant la situation de la tumeur, l'adhérence de la peau dans un autre point, divers symptômes spéciaux pourront engager le chirurgien à se départir de la règle commune.

Une fois l'incision faite, le chirurgien introduira le doigt soit dans la cavité péritonéale (si le kyste n'est pas adhérent, soit dans la cavité kystique s'il existe des adhérences avec la paroi addominale, pour se rendre compte des rapports du kyste avec les organes voisins, de la vascularité de sa paroi et de la présence du placenta. Grâce à ces précautions, il pourra avec moins de danger prolonger son incision et lui donner l'étendue nécessaire.

Si le kyste n'est pas adhérent à la paroi abdominale, au moment d'inciser la tumeur le chirurgien veillera à ce que les liquides qui y sont contenus ou du sang ne pénètrent point dans la cavité péritonéale. Il prendra à ce sujet les mêmes précautions que dans l'ovariotomie; une fois le kyste incisé, le fœtus sera saisi par la partie qui se présentera et amené au dehors le plus rapidement possible.

Quand la laparotomie sera pratiquée pour une grossesse tubaire, avant ou après la rupture du kyste fœtal, il faut se rendre maître de l'hémorrhagie au moyen de ligatures, enlever la tumeur après avoir posé des ligatures puissantes sur les points d'attache, faire la toilette du péritoine, suivant les règles habituelles, et suturer la plaie abdominale, excepté à la partie inférieure, avec des sutures superficielles et profondes.

Quand on pratique la gastrotomie au terme, il peut arriver qu'on trouve l'enfant absolument libre dans la cavité abdominale; une fois l'enfant extrait et confié à des aides, on doit éponger la cavité abdominale et la nettoyer le mieux possible, faire passer le cordon par la plaie extérieure, et le fixer à l'angle inférieur de la plaie, respecter le placenta et abandonner le tout à la nature, en ayant soin de maintenir une communication facile entre la cavité abdominale et l'extérieur au moyen d'un tube à drainage de fort calibre. Pendant les premiers jours, jusqu'à ce que le tube soit isolé de la cavité abdominale par des fausses membranes on ne doit pas faire d'injections détersives.

Si le kyste n'est pas adhérent il faut suturer les lèvres de l'incision aux parois abdominales dans toute la longueur, de manière à isoler le kyste du péritoine. Lorsque le fœtus est adhérent aux parois du kyste, obs. de M. le Dr Tarnier (et cette éventualité est un des meilleurs arguments qu'on puisse invoquer pour ne pas trop différer l'opération, après la mort du fœtus), on ne doit pas chercher à rompre ces adhérences ou du moins ne faut il exercer que des tractions excessivement modérées; le plus sage serait d'imiter la conduite de M. le Dr Tarnier, d'attacher un lacs sur le fragment fœtal, d'amener le lacs au dehors et d'attendre l'élimination naturelle.

Si ces parois du kyste ont été dechirées dans l'opération, il faut placer des points de sutures, afin d'isoler la cavité kystique du péritoine.

Doit-on enlever en tout ou partie les parois du kyste? Nous n'aurions soulevé cette question, si cette pratique n'avait été conseillée par Spencer Wells et Veyel de Canstatt. La mort, comme c'était facile à prévoir, a été le résultat d'un pareil procédé opératoire. On voudrait mettre le péritoine en communication avec la cavité kystique qu'on n'agirait pas autrement. Nous ne pouvons que blâmer une pareille méthode.

L'incision abdominale est enfin fermée avec des sutures superficielles et profondes, sauf à la partie inférieure de la plaie ou passent le cordon et le tube à drainage.

La malade est reportée dans son lit et soumise à des doses d'opium assez considérables pour faire cesser les mouvements de l'intestin et émousser la sensibilité péritonéale.

Les mêmes règles devront être suivies quand la gastrotomie a été précédée de l'application de caustiques.

OBSERVATIONS.

Obs. I. — Grossesse extra-utérine probable, ponction du cul-de-sac vaginal, suivie d'injections morphinées. Guérison. (Cohnstein. Ann. de Gyn., t. XII, p. 353.)

Une domestique de 25 ans ayant eu une périmétrite, était bien réglée, lorsqu'au commencement de janvier 1877, elle eut les premiers rapports sexuels. A la suite, l'époque fut plus faible que d'habitude et manqua tout à fait en février. Néanmoins elle se trouvait bien lorsque, le 2 mars 1877, cette personne fut prise de douleurs abdominales et rénales, de vomissements, de constipation, et de rétention d'urine. Concurremment le ventre devint douloureux à la pression, et on perçut dans le fond de la région iléo-cæcale une tumeur de moyenne grosseur mal circonscrite, élastique et sensible à la pression, tumeur qui par le vagin ne pouvait être exactement distinguée de l'utérus. Le cervix était de consistance plus molle qu'à l'état virginal et le méat utérin se laissait dilater. Enfin dans le cul-de-sac antérieur on percevait le corps utérin antéfléchi, hypertrophié, mais non douloureux.

Le lendemain hémorrhagie utérine médiocre qui cesse au bout de deux jours pour revenir dix jours après, persister pendant le même temps et se terminer par l'expulsion d'un sac creux rappelant la forme d'un utérus bicorne, et présentant les deux ostia uterina et une ouverture correspondant au méat interne.

Après l'expulsion de cette caduque l'hémorrhagie s'arrêta mais revint plus forte le lendemain.

Concurremment la tumeur de côté droit encore plus sensible, plus consistante qu'avant, plus circonscrite, avait atteint le volume du poing. Derrière la portion vaginale raccourcie et ramollie, on sent une deuxième tumeur moins consistante que la précédente, mais paraissant en être une dépendance. La muqueuse du vagin est gonflée, les mamelles offrent les glandes de Montgoméry et laissent échapper à la pression quelques gouttes de colostrum.

28 mars. Le professeur Freidreich injecte dans la tumeur gauche 1 centigr. de chlorhydrate de morphine à l'aide d'une longue canule. A la suite de cette injection qui fut faite en arrière de la portion vaginale, les douleurs abdominales et rénales cessèrent, mais elles reparurent le jour suivant, l'hémorrhagie utérine persiste avec une médiocre intensité.

Les 12, 14, 18, 24 avril, de nouvelles injections sont faites à travers les parois abdominales sur la partie fluctuante de la tumeur. A la première aspiration qui précède l'injection (1 à 2 centigr. de morphine), on retire quelques gouttes mais dans les suivantes on retire quelques seringues d'un liquide sanguinolent, renfermant un peu d'albumine et de très petites cellules rondes granulées. On n'y découvre ni épithélium aplati ni lanugo.

A la suite de ces injections répétées il y eut disparition des douleurs et diminution de la tumeur.

20 mai. Il y eut exacerbation, retour des hémorrhagies, accidents qui durèrent jusqu'au 22 juin mais sans grande intensité.

23 juin au soir. Accidents péritonitiques, hémorrhagie utérine. A la suite perte d'appétit, anémie extrême, exacerbation vespérale et sueurs noctures coïncidant avec une fluctuation de la tumeur abdominale.

7 août. On aspire 850 grammes d'un liquide jaune rouge à réaction neutre très riche en abumine et renfermant des caillots de fibrine volumineuse ; on y trouve des cellules arrondies, des corpuscules rouges du sang, mais pas d'éléments épithéliaux. A partir de cette dernière opération l'état général s'améliore comme l'état local, les règles se rétablissent et le 8 novembre, lors du dernier examen, la tumeur est réduite au volume d'une noisette.

Obs. II. — Grossesse tubo-abdominale probable, guérie par la faradisation. (Ohio med. and surgical Journal, oct. 1877. Ann. de Gyn., t. XII, p. 320.)

Une multipare qui au milieu de douleurs indicibles était parvenue à la fin du troisième mois, fut examinée avec la sonde utérine. L'utérus fut trouvé long de 8 pouces 1/2 et à la suite de cette exploration une caduque complète fut expulsée. Dans la crainte d'une rupture, Lovring et Landis se décidèrent à attaquer le sac par des courants interrompus.

On employa un courant de force médiocre, l'un des électrodes fut porté au fond du vagin pendant que l'autre était appliqué sur le bas-ventre. Le traitement fut continué pendant dix jours et consista en huit séances de 15 à 45 minutes de durée. Chaque application provoqua des douleurs locales, des contractions marquées de l'utérus et de la tumeur, des menaces de syncope, mais les accidents se dissipèrent rapidement.

Quatorze jours après la dernière séance la menstruation se rétablit. A ce moment l'utérus, qui avait en dernier lieu 4 pouces 1[2 de longueur, avait repris son volume normal. Quant au kyste il était diminué et seulement senti par le vagin.

Obs. III. — Grossesse tubo-interstitielle. Mort du fœtus par l'électricité. Expulsion du fœtus par l'utérus. Guérison. (New-York méd. journal, mars 1878. Revue des sciences méd., t. XII, p. 216. Centralblatt. G., 1878, p. 357. Ann. de Gynécol., t. XII. p. 22), par Burney.

Mme X..., mariée depuis peu, toujours bien réglée, a vu pour la dernière fois du 1er au 5 octobre 1877. Au milieu d'octobre, seins gonflés et troubles gastriques. Du 22 novembre au 20 décembre, hémorrhagies utérines de quantité médiocre mais à retour fréquent. A l'examen, pratiqué le 25 octobre, on trouva par le palper abdominal, au côté gauche de l'utérus, au niveau du détroit supérieur, une tumeur du volume d'un œuf, douloureuse à la pression, on ne pouvait sentir le fond de l'utérus. Par le toucher vaginal on constatait que l'utérus était porté à droite et très médiocrement hypertrophié. A gauche on sentait une tumeur fluctuante, douloureuse à la pression. Le col avait l'apparence d'un col d'utérus vide et la sonde utérine pénètra d'une longueur de 3 pouces 1[2. Burney diagnostiqua une grossesse extra utérine et ce diagnostic fut admis le 3 janvier par les docteurs Thomas et Emmett. En conséquence on décida d'amener la mort du fœtus par le courant galvanique.

L'appareil employé était composé des éléments zinc et charbon immergés dans un mélange d'acide sulfurique et de bichromate de potasse. L'électrode négatif fut introduit par l'anus sur la face recrale de la tumeur, l'électrode positif était une large éponge humide appliquée sur l'abdomen au niveau de la tumeur. Le courant formé de 17 éléments à interruption brusque (120 par minute fut employé trois minutes le premier jour et causa de vives douleurs et des contractions dans les muscles de l'abdomen et des cuisses. Le lendemain on employa pendant deux minutes 18 à 23 éléments. A la suite, vives douleurs dans la fosse iliaque droite, nausées, vomissements et léger écoulement de sang.

Le troisième jour le ventre était dur, la tumeur très douloureuse, le pouls petit et faible. A 10 heures et demie, l'hémorrhagie jusqu'alors médiocre devint profuse, la tumeur gauche avait complètement disparu et l'utérus sur la ligne médiane arrivant à 2 pouces du nombril, avait le développement qu'il a du troisième au quatrième mois. Le toucher fit reconnaître une poche tendue, résistante, faisant saillie à travers un col dilaté, on rompit les membraner et aussitôt un fœtus mort d'environ trois mois fut expulsé. Le placenta suivit au bout de vingt minutes et l'utérus revint sur lui-même. Aussitôt après l'expulsion du fœtus on constata à gauche au fond de l'utérus, à l'endroit où était la tumeur, un épaississement. Un mois après le fond était normal et on ne trouvait à gauche aucune trace de la tumeur.

Obs. IV. — Grossesse tubaire. Rupture au quatrième mois. Hématocèle rétro-utérine consécutive. Mort par embolie de l'artère pulmonaire, par Léopold. (Arch. f. Gynäk., 1876.)

F. K..., âgée de 37 ans. Dernières règles en décembre 1875. Rupture à 3 mois; meurt subitement en allant à la garde-robe.

Autopsie. Hémorrhagie péritonéale considérable. Grossesse extra-utérine de la trompe du côté gauche. Embolies dans la branche droite de l'artère pulmonaire.

Obs. V. — Grossesse extra-utérine. Rupture à trois mois. Mort, par Müsham. (Société de Hufeland, 27 nov. Berl. K. Wosch., 24 mars 1875. Revue des sciences méd., t. VII, p. 205.)

Le 12 novembre, à 8 heures du soir, l'auteur est appelé auprès d'une femme de 28 ans qui s'était subitement affaissée sans connaissance, après avoir accusé les jours précédents quelques douleurs abdominales qui ne l'avaient pas empêchée de vaquer à ses occupations. Elle mourut presque aussitôt au milieu des signes d'une hémorrhagie interne. Le jour de l'accident elle attendait ses époques.

On fit l'ouverture de la cavité abdominale. Enorme épanchement sanguin au milieu duquel flottaient les intestins. Pas trace de péritonite.

Dans la fosse iliaque droite, caché sous des caillots, on trouve un embryon qui a 8 cent. de long et paraît être arrivé à la fin du troisième mois. Le kyste est soudé à la face postérieure de l'ovaire.

Obs. VI.— Grossesse extra-utérine tubaire. Rupture au quatrième mois. Mort du fœtus. Grossesse abdominale secondaire. Mort de la mère par pneumonie, par Mossé, interne des hôp. (Soc. anat., 27 janv. 1878). Résumée.

Ch..,, 25 ans, domestique, entre à l'Hôtel-Dieu, service de M. Oulmont, le 18 janvier 1878. Meurt de pneumonie dix jours après. Au mois d'août précédent, cette fille qui était enceinte de quatre mois environ, en sautant à la fois 4 à 5 marches d'un escalier, ressentit dans le ventre une douleur vive et fut obligée de se coucher.

Des symptômes d'une hémorrhagie intra péritonéale avec inflammation légère de la séreuse furent constatés par M. le Dr Sevestre. Moins d'un mois tard, elle était complètement rétablie.

Autopsie. Quelques taches noires sur le péritoine qui semblent être dues à une hémorrhagie interne ancienne. On trouve dans l'excavation pelvienne, dont elle dépasse le bord supérieur, une masse volumineuse irrégulière, de coloration noire par places, marbrée sur d'autres, assez nettement placée sur la ligne médiane pour pouvoir d'abord être prise pour l'utérus dont elle rappelle la forme générale malgré son irrégularité. Cette masse est enlevée avec tous les annexes pour pouvoir être étudiée en détail. On s'aperçoit que l'utérus est situé en avant et au-dessous de cette tumeur qu'il en est bien distinct, *qu'il est normal, non augmenté de volume.*

Les annexes du côté gauche sont sains. Du côté droit il existe des modifications considérables. La trompe, après un trajet de quelques centimètres s'arrête brusquement et offre une solution de continuité. La déchirure est complète et telle qu'il ne reste de cet organe à peu près que la moitié correspondante de l'utérus. La tumeur est constituée par une poche contenant le produit d'une grossesse extra utérine. Le placenta est entier et constitue les parois de la poche qui renferme un fœtus âgé de 5 mois environ. Le fœtus est adhérent en certains points au placenta, en outre les membres adhèrent au fœtus. Sur toute la moitié droite du tronc et à gauche les adhérences occupent une certaine étendue. Le fœtus présente d'autres particularités intéressantes au point de vue tératologique.

Le cordon est enroulé autour du tronc et des membres du fœtus.

Obs. VII. — Grossesse tubaire. Ponction de la tumeur. Mort quelques jours après, par le Dr Routh. (Med. Times. Discussion à la Société obs. de Londres, 1879.)

Femme âgée de 32 ans. Entre le 31 janvier 1878 à l'hôpital Samaritain, se plaignant depuis un mois de douleurs dans l'abdomen. La dernière menstruation s'était terminée brusquement quelques jours avant l'admission. A l'examen on trouve une tumeur irrégulièrement arrondie, mate, occupant la région hypogastrique gauche. Par le vagin on constate une tumeur du volume d'une noix de coco remplissant tout le petit bassin. Elle semblait fluctuante et était entourée de larges vaisseaux donnant des pulsations. D'abord on crut à une hématocèle puis on soupçonna une grossesse extra utérine.

18 février. On retira par une ponction faite par le rectum avec l'aspirateur une pinte d'un fluide séreux. Cette ponction fut suivie d'une hémorrhagie, pour l'arrêter on injecta une solution de perchlorure de fer que l'on retira ensuite avec l'aspirateur.

Le 21. Frisson, excitation fébrile, 104° Farh. Le liquide s'était reformé dans la tumeur, une caduque fut expulsée. La malade mourut le lendemain.

Autopsie. Caillots, une pinte de sang dans la cavité abdominale. Epanchement sanguin dans le tissu cellulaire de la fosse iliaque. Derrière l'utérus, tumeur du volume d'une noix de coco s'étendant jusqu'à la fosse iliaque droite et déplaçant le cæcum. Surface lisse et vasculaire. Elle était due à une dilatation de la trompe de Fallope. En examinant sa partie postérieure une petite ouverture fut découverte. La tumeur contenait une once de sang, un placenta et un fœtus d'environ trois mois. Aucune trace de la ponction.

Obs. VIII. — Grossesse extra-utérine, probablement tubaire. Rupture à trois mois. Mort du fœtus au 5e mois. Deux ans après, ouverture du kyste dans le rectum. Deux grossesses normales dans l'intervalle, par Kjönik. (Norsk. mag. for Lägewid., R. 3, Bd. 8, p. 130, 1878).

F..., 31 ans, deux accouchements antérieurs. Au troisième mois d'une grossesse probablement tubaire. Rupture; la femme supporte le shock, et une péritonite chronique se développe. Exacerbation légère deux mois après; la mort du fœtus remonte probablement à cette époque. Deux ans et demi après le début de la grossesse il se fit une ouverture dans le rectum d'où sortirent du sang, du pus et des os ayant dû appartenir à un fœtus de 6 mois, pendant ce temps elle avait eu deux grossesses. La deuxième, trois ans environ après le début de la grossesse extra utérine. Quatorze jours après le deuxième accouchement on ne trouvait plus que des traces de la tumeur, et un mois après la guérison était complète. Résumé dans Jaresbericht.

Obs. IX et X. — Grossesse tubaire. (Arc. f. Gynäk. Bd. III, Heft. 2, 1878, par Frankel.)

Dans le premier cas il s'agit d'une grossesse tubaire droite avec rupture du sac au quatrième mois.

Dans le second, d'une grossesse tubaire du côté gauche avec rupture précoce; on trouva à l'autopsie une hématocèle rétro-utérine, de l'hydronéphrose du côté droit et une péritonite chronique. Résumées dans le Jaresbericht.

Obs. XI et XII. — Deux cas de grossesse tubaire, par Bandl. (Gynäk. og. obstet. Meddelser. udg. of Howitz. Bd 1, Heft 2, p. 84, 1878.)

Le premier cas est relatif à une femme âgée de 29 ans qui avait accouché huit ans auparavant, et n'était pas devenue enceinte depuis. Le diagnostic d'hématocèle rétro-utérine avait été porté. A l'autopsie on trouva une grossesse tubaire qui s'était terminée par rupture et hémorrhagie intra-péritonéale, avec péritonite consécutive.

Dans le deuxième cas il s'agit d'une femme de 30 ans. Sur la table d'autopsie, l'auteur trouva un abcès dans la trompe du côté droit contenant des os de fœtus; de cet abcès partait un canal fistuleux se rendant dans le rectum, et de l'observation de cette malade on peut conclure que la grossesse tubaire remontait à deux ans. Elle mourut de péritonite aiguë dont le point de départ était probablement un foyer de suppuration du côté de la trompe droite ou de l'ovaire correspondant.

Obs. XIII. — Grossesse tubaire. Mort par rupture au deuxième mois, par Marion. (Boston med. and surg. journal, mars 1878, p. 609.)

Femme âgée de 33 ans; une grossesse antérieure et deux fausses couches. Dernières règles le 29 octobre qui durèrent trois ou quatre jours

12 décembre. Douleurs vives l'obligeant à garder le lit. Le 17 au soir en prenant le thé, douleur extrêmement vive dans le côté droit, exaspérée par la palpation et le toucher vaginal; le 20, faiblesse effrayante; mort dans le collapsus, le 22, avec entière connaissance. Température normale depuis le début des accidents.

Autopsie. Hémorrhagie interne très considérable. A 1 pouce environ de l'extrémité externe de la trompe de Fallope du côté droit, on trouve un kyste fœtal un peu plus long qu'une noix, et dans son intérieur un embryon long de 1 pouce. La rupture siégeait à la face supérieure du kyste et on voyait à sa surface des adhérences récentes.

Obs. XIV. — Grossesse tubaire par terme à la fin du deuxième mois. Rupture de la trompe dans le péritoine et mort très rapide par hémorrhagie, par Alphonse Davaine, interne des hôpitaux. (Société de biologie, 6 janv. 1877.)

A. P..., 28 ans, service de M. Laboulbène à la Charité. Le 1er janvier, pendant la visite du matin, cette femme est prise tout à coup d'un frisson violent, les téguments se décolorent et se recouvrent d'une sueur froide; le pouls devient extrêmement fréquent, à peine sensible. En même temps surviennent des mouvements convulsifs, et la malade succombe sans avoir proféré une parole en moins d'une heure et demie. — Cette femme était, avant le 1er janvier, soignée par M. Woillez pour des troubles hystériques. Pendant tout le mois de décembre elle eut de fréquents vomissements alimentaires.

Le 28 du même mois, elle fut prise de douleurs utérines et perdit une certaine quantité de sang. Tels sont les seuls renseignements donnés sur elle.

Autopsie. Utérus hypertrophié.

Plusieurs litres de sang dans le péritoine. Le point de départ de l'hémorrhagie est facilement découvert; dans le ligament large du côté droit, existe une sorte de kyste dont les parois très minces présentent une déchirure longue de 7 à 8 millimètres de longueur. Le kyste est manifestement développé aux dépens de la trompe. En un point de sa surface, on reconnaît les franges du pavillon. — La paroi du kyste laisse voir de nombreuses arborisations. On trouve dans le kyste un embryon de 2 mois environ. Le placenta est greffé sur la paroi antérieure à l'opposé de la déchirure. La trompe est oblitérée à centimètre de la tumeur du côté de l'utérus. — Sur l'ovaire correspondant on trouve un corps jaune bien développé.

Obs. XV. — Grossesse extra-utérine tubaire. Rupture du sac à trois mois. Mort, par Green. (American Journal of Obstetrics, p. 90, avril 1876).

E. K..., âgée de 28 ans, mère de deux enfants vivants; peu de temps avant sa mort elle se croyait enceinte de trois mois. Elle souffrait beaucoup de douleurs fréquentes dans la partie profonde de l'abdomen. — Le 29 décembre 1874, vers le soir, elle venait de se coucher quand elle fut très effrayée sentant tout à coup comme si quelque chose de chaud lui coulait dans l'estomac; elle perdit connaissance. Avant que le médecin fut arrivé elle mourut dans le collapsus.

Autopsie. Cavité abdominale remplie de sang liquide ou en caillots. On trouva un kyste fœtal développé dans la trompe de Fallope gauche au point où celle-ci pénètre dans le fond de l'utérus.

Les débris du kyste mesuraient 3 pouces dans un sens et 2 dans l'autre, et contenaient le placenta où une portion du cordon était attachée. Le point de la rupture est opposé à l'insertion du placenta. Le fœtus semblait appartenir à une grossesse d'environ deux mois et demi à trois mois.

OBS. XVI. — Grossesse extra-utérine. Rupture au troisième mois, par Wilson. (British med. Journal, 1875, p. 746, juin).

Jeune fille enceinte de trois mois. — Le 9 septembre, quand je fus appelé auprès d'elle, elle était mourante. Elle avait passé la nuit précédente à danser. A minuit, vomissements, douleurs abdominales. En voulant aller à la garde-de-robe elle tomba en syncope, et mourut.

La cavité utérine était remplie de sang ; au milieu se trouvait un fœtus. L'hémorrhagie était due à la rupture d'une grossesse tubaire, et le placenta faisait hernie à travers la rupture.

OBS. XVII. — Grossesse extra-utérine. Mort par rupture. Pas d'autopsie, par Lutsgarten. (Wien. med. Presse, n° 18, p. 578, 1879.)

Femme de 42 ans. Douze grossesses antérieures. Dernières règles fin septembre. Au milieu de décembre, dix semaines après la suppression, douleurs dans le ventre accompagnées de pertes ; 21 décembre, nouvelles douleurs calmées par des injections de morphine. Diagnostic non établi. Au 26 décembre, retour des douleurs, perte très abondante, expulsion d'une caduque péritonéale. Collapsus. Mort vingt-quatre heures après.

Pas d'autopsie. Les signes reconnus pendant la vie permettent de croire à une grossesse extra-utérine tubaire du côté gauche.

OBS. XVIII. — Grossesse extra-utérine développée dans l'abdomen. Péritonite. Mort. Autopsie, par Decaudin. (Société anatomique, 16 avril 1875) (Résumé).

Le 19 mars 1875, une femme entre la Pitié, dans le service de M. Gombault, avec tous les signes d'une péritonite grave. Mais elle souffrait du ventre depuis déjà quelque temps, et deux mois auparavant, M. Depaul avait diagnostiqué chez elle une *grossesse extra-utérine*.

Elle meurt le lendemain de son entrée à l'hôpital. Autopsie : péritonite purulente généralisée, marquée surtout dans la cavité pelvienne. De la fosse iliaque gauche, on retire nageant au milieu du pus un fœtus avec son cordon et son placenta. Toutes ces parties fœtales sont macérées. Tout l'appareil génital est intact, *mais le pavillon de la trompe gauche est très dilaté en forme de cône dont l'ouverture regarde la cavité du bassin :* c'est vraisemblablement en ce point qu'à dû se faire l'insertion placentaire.

OBS. XIX. — Grossesse tubaire. Rupture du deuxième mois. Mort, par Barnes. (Soc. obs. of Lond., 1er mai 1878.)

Le Dr Barnes présente deux pièces montrant les causes des hémorrhagies intra-pelviennes. Le premier cas était une grossesse tubaire dont le kyste s'était rompu à environ sept ou huit semaines. Le sac était situé à un pouce de l'angle gauche de l'utérus. La malade après une journée fatigante mourut rapidement dans le collapsus. Environ 4 livres de sang, soit liquide, soit en caillots. *On ne put trouver l'embryon.* La déchirure du kyste qui siégeait dans la trompe de Fallope, avait à peine un pouce de long, et il est remarquable, dit le Dr Barnes, qu'une si petite déchirure puisse donner lieu à une telle hémorrhagie. Dans l'utérus on trouva une caduque bien développée et dans l'ovaire un très beau corps jaune.

OBS. XX. — Grossesse extra-utérine. Rupture à la fin du quatrième mois. Mort. Dr Stadthagen (Société médicale de Berlin, France médicale, p. 76, 1877).

Le Dr Stadthayen montre à la Société médicale de Berlin, un cas de grossesse extra-utérine, observé chez une juive âgée de 38 ans, qui, dix-huit ans auparavant avait fait une fausse couche après une chute. Elle n'avait jamais eu depuis de grossesse. A son entrée à l'hôpital, on constata l'existence d'une tumeur occupant l'abdomen et arrivant à la hauteur de l'ombilic, accessible au toucher dans les culs-de-sac antérieurs et postérieurs. L'utérus était refoulé vers le sacrum, mais n'avait pas augmenté de volume. Les règles avaient cessé en septembre. Il n'y avait pas de maux de cœur le matin, pas de développement des seins.

Le 1er janvier. Elle présenta les signes d'une hémorrhagie interne, mais elle guérit. Le 23 du même mois, elle ressentit tout à coup une douleur abdominale intense. Son état s'aggrava et elle succomba le 29 du même. On soupçonna une hématocèle d'après des symptômes d'hémorrhagie intense.

A l'autopsie, on constata une rupture du kyste fœtal qui se

trouvait dans une sorte de loge formée par l'intestin grêle, le mésentère, le mésocolon et l'S iliaque. L'ovaire droit était en rapport avec le sac. La trompe de Fallope était intacte excepté le pavillon qui adhérait au sac. Son canal était rétréci à son extrémité utérine.

Obs. XXI. — Grossesse extra-utérine tubaire. Rupture du sac dans les premiers mois, par le Dr Hayes (Soc. obstét. de Londres, 5 juin 1878).

Le Dr Hayes rapporte un fait de grossesse extra-utérine. Cette femme admise à King's Collège, dit avoir fait environ six semaines auparavant une fausse couche d'un mois et demi. Pouls rapide, tendu, la malade semble près de succomber. En examinant l'utérus, on trouva une masse liquide résistante, occupant le cul-de-sac postérieur. Elle mourut la nuit même.

Autopsie. Péritonite généralisée. Epanchement de sang liquide dans le péritoine. Le fond de l'utérus est recouvert par le caillot. On trouva à l'extrémité externe de la trompe de Fallope gauche un sac fœtal rompu. Impossible de découvrir trace du fœtus. Dans l'ovaire gauche siégeait un corps gauche qui fut déchiré et partiellement extrait de son nid.

Obs. XXII. — Grossesse intra-ovarienne, avec autopsie, par J. Talbot, (American Journal of medical sciences, april 1879).

N..., âgée de 38 ans. Trois grossesses normales antérieures. Devenue enceinte pour la quatrième fois, elle ne remarque rien d'anormal pendant les quatre premiers mois de sa grossesse, mais vers le cinquième mois, elle fut prise de douleurs si violentes qu'elle fit appeler un médecin qui porta le diagnostic de grossesse extra-utérine. Quelques jours après, refroidissement des extrémités, pâleur de la face. Souffrances abdominales excessives, dyspnée, dépression extrême, pouls petit, vomissements. Mort rapide.

Autopsie. Epanchement de sang dans l'abdomen. L'ovaire élargi était enfermé entre les feuillets du ligament large.

Grossesse ovarienne interne dans laquelle le fœtus se trouvait entièrement entouré par les tissus de l'ovaire, et fixé dans la glande même.

Obs. XXIII. — Grossesse tubaire. Rupture du quatrième au cinquième mois. Mort cinquante-deux heures après l'accident, par le Dr Meadows. (Soc. obst., Transactions, p. 258, 1878.)

Aunée (H,), 28 ans, mère de trois enfants. Le 5 octobre 1876, après avoir beaucoup marché pendant la journée, elle fut prise étant au travail d'une douleur subite dans le côté et d'une grande faiblesse. Pouls faible, face pâle, physionomie altérée. La douleur abdominale était exaspérée par le moindre mouvement. Couchée sur le côté gauche, elle ne pouvait se mouvoir. Elle avait des nausées, pas de vomissements. Elle mourut le 7 à trois heures du matin avec sa complète connaissance. Sa grossesse avait été pénible dès le début.

Autopsie. Caillot considérable dans le péritoine. Le Dr Meadows insiste sur un point intéressant, à savoir qu'il existait une malformation de la trompe de Fallope, laquelle s'ouvrait du côté affecté à une certaine distance du fond de l'utérus. Peut-être en causant une obstruction au passage de l'œuf à travers à l'oviducte, cette malformation a-t-elle été la cause de la grossesse extra-utérine.

Obs. XXIV. — Hématocèle rétro-utérine. Accidents épileptiformes. Mort. Autopsie. Grossesse extra-utérine de trois mois. Rupture. Hémorrhagie intra-péritonéale. Compression des uretères. Urémie, par Ch. Leroux, interne des hôpitaux. (Société anat., 1877. Résumée).

C..., 29 ans, entre le 3 mars 1877, dans le service de M. le Dr Dumontpallier, dans un état d'anémie extrême : Réglée à 15 ans. Menstruation irrégulière. Ses règles duraient de douze à quinze jours. Le 1er mars, alors que ses époques duraient encore, elle ressent des douleurs vives à l'hypogastre, accompagnées de vomissements, elle se sent faible, pâlit, devient froide et croit qu'elle va perdre connaissance. Elle perd des caillots dans la journée et entre à l'hôpital le lendemain.

Pâleur extrême, facies et muqueuses décolorées. D'après les signes physiques on porte le diagnostic : Hématocèle rétro-utérine avec épanchement considérable.

4 mars. Pas d'urine depuis vingt-quatre heures. On retire par le cathétérisme 250 gr. Douleur dans la région iliaque droite. Vomissements, ballonnement du ventre.

Le 5. Elle urine seule ; de même le 12.

Le 20. La température s'abaisse. Apparition de quelques gouttes de sang par le vagin. Attaque convulsive épileptiforme.

Le 22. Nouvelles attaques à accès multiples. Meurt le 23 dans le collapsus.

Autopsie. Anses intestinales agglomérées par des adhérences fibrineuses. Caillot considérable semblant être le résultat des poussées sanguines successives. En dilacérant le caillot, on arrive sur une tumeur molle qui fait hernie à travers les diverses couches du caillot et s'affaisse en se vidant. On sectionne la poche que l'on reconnaît bientôt être une poche des eaux et on trouve un fœtus attaché par le cordon à un corps rouge foncé élastique qui n'est autre que le placenta. Le fœtus mesurait environ 5 centimètres et demi. Le placenta 2 centimètres d'épaisseur. La grossesse devait remonter à deux mois et demi à trois mois.

(Examen des organes génitaux par de Sinety, *Arch. de Toc.* 1877.

Obs. XXV. — Grossesse extra-utérine. Rupture dans les premiers mois. Mort, par le Dr Child. (Résumée dans The Lancet, p. 606, 1877.)

F..., prise subitement de coliques, et d'accidents de péritonite en quittant ses habits. Elle mourut peu après. A l'autopsie on trouva un fœtus pleinement formé, mesurant environ trois pouces de long, il était enveloppé dans un sac formé selon toute apparence par l'ovaire gauche, limité en haut par les intestins agglutinés et en bas par le repli de Douglas.

Pendant la grossesse, la malade avait eu des coliques très violentes. Cependant quoique mariée, elle ne se supposait pas e n ceinte.

Obs. XXVI. — Grossesse interstitielle. Rupture au quatrième mois. Mort, par Cleveland. (American journal of obstetrics, avril 1878.)

Sac situé dans la corne gauche dilatée, s'étendant entre le ligament de l'ovaire et la trompe de Fallope du côté gauche. Autopsie très intéressante avec planche.

OBS. XXVII. — Grossesse extra-utérine tubaire. Mort par rupture à trois mois et demi, par Conradi. (Norskl. mag. f. Lägewid, R. 3, Bd. 5, p. 520, 1876.)

Il s'agit d'une femme de 34 ans, qui, ayant vu en février ses règles se supprimer, se crut enceinte. En mai, elle sentit dans la fosse iliaque droite une petite tuméfaction douloureuse. En juin, elle meurt d'une hémorrhagie interne. L'autopsie démontra que la trompe du col droit était dilatée, atteignant le volume d'un œuf d'oie. Le sac fœtal était rompu et de la cavité pendait un cordon long de 3 centimètres et au bout duquel un fœtus de 12 centimètres du long nageait librement dans l'épanchement sanguin. On avai en outre reconnu chez cette femme une autre tumeur à l'hypogastre qui fut reconnue pour un corps fibreux interstitiel de l'utérus.

OBS. XXVIII. — Grossesse ovarique. Rupture au troisième mois. Mort par Hildreth. (Boston med. and surg. journal, 1877).

M. S..., âgée de 30 ans. En juin, suppression des règles. Grossesse pénible dès le début.

12 août. Malaise.

Le 14. A 7 heures du soir, douleurs extrêmement violentes, suivies de syncope. Tous les symptômes d'une hémorrhagie interne. Elle meurt à 2 heures du matin.

Autopsie. Hémorrhagie abdominale très considérable.

L'ovaire gauche présente les dimensions suivantes : Longueur 2 pouces et demi, largeur de 1 à 1 et demi, épaisseur 1 pouce un quart. Sur la partie la plus élevée et postérieure de l'ovaire se trouvait une déchirure large à admettre une plume de corbeau. On agrandit l'ouverture et on trouve une cavité kystique contenant un fœtus enveloppé de l'amnios et attaché à la paroi du sac. Le sac était intimement uni à la substance même de l'ovaire.

OBS. XXIX. — Grossesse extra-utérine tubaire. Mort par rupture dans les premiers mois, simulant un empoisonnement, par Gray. (The Lancet, p. 349, t. I, 1879.)

S..., âgée de 36 ans, quatre enfants. Menstruation irrégulière depuis quelque temps. En janvier, pendant troisjours, pertes simulant l'écoulement menstruel, le quatrième jour (7 janvier). Douleur au niveau de l'estomac, vomissements, diarrhée; elle mourut trois heures après le début des accidents dans le collapsus.

A droite, au niveau du ligament large, on trouva une tumeur du volume d'une noix qui siégeait dans la trompe de Fallope à un pouce environ du pavillon. Au milieu du caillot qui occupait une grande partie de la cavité abdominale, on put reconnaitre un fœtus. Au milieu et au-dessous de la tumeur. On trouva une déchirure à bords irréguliers par laquelle s'était évidemment épanché le sang contenu dans l'abdomen.

Obs. XXX. — Grossesse extra-utérine tubaire. Terminaison par rupture au deuxième mois, par Langhaus et Conradi. (Jarhesbericht uber die Leist. u. Forsts. in der médicin, p. 581, 1876.)

Le siège du corps jaune démontra que l'œuf avait subi une migration, fait d'autant plus remarquable que les organes génitaux internes étaient absolument indemnes de toute maladie antérieure.

Obs. XXXI. — Grossesse tubaire. Mort par rupture au commencement du deuxième mois, par Lowe. (British med. Journal, p. 535, t. I, 1878.)

Femme âgée de 33 ans; trois grossesses antérieures; cinq semaines après la dernière menstruation, elle fut prise en allant à la garderobe d'une douleur extrêmement vive dans l'abdomen et tomba sans connaissance. Lorsque le Dr Lowe arriva, elle pouvait encore répondre; elle mourut trois heures après la visite du médecin. Ceux qui l'entouraient ne supposaient pas qu'elle fut enceinte. A l'autopsie on trouva l'utérus hypertrophié sans caduque. La cavité péritonéale était aux trois quarts remplie de sang. A un pouce de l'utérus environ, la trompe de Fallope droite présentait une dilatation du volume d'une couleur bleuâtre. A la partie supérieure de la tumeur on voyait deux petits orifices par lesquels le sang s'échappait quand on comprimait la tumeur.

En incisant cette masse on trouva un embryon d'environ 4 à 5 semaines flottant dans le liquide amniotique.

Obs. XXXI bis. — Grossesse tubaire terminée par la sortie du fœtus (mesurant 3 pouces de la tête au siége) à travers les voies naturelles Guérison, par Cornelius Williams (New-York med. Journ., déc. 1878 p. 161, t. XIII. Revue d'Hayem.)

M. X. Agée de 29 ans, avait eu un enfant sept ans avant, quand en juin 1878, elle commença à éprouver les symptômes de la grossesse : nausées, gonflement des seins, pendant l'été quelques pertes dont l'une abondante vers le 15 août. Un mois après nouvelles pertes pendant trois jours et douleurs très vives au bas ventre du côté gauche. Le toucher vaginal montra que le col était dur, long, poussé en arrière, que le corps était un peu fléchi en avant et accolé au pelvis du côté droit, d'ailleurs mobile. Du côté du pelvis gauche existait une tumeur élastique fusiforme, qui semblait longue de 5 pouces. A travers les parois abdominales lâches et peu épaissies on pouvait la palper aisément.

L'utérus et la tumeur se déplacent ensemble. Le bord supérieur de la tumeur semblait aboutir au fond de l'utérus. La tumeur était légèrement fluctuante, mais on ne put sentir de ballottement. L'utérus fut cathétérisé, une sonde y pénétrait sur une longueur de trois pouces. Enfin, le cinquième jour, les douleurs de plus en plus vives devinrent plus régulières, partant toujours du côté gauche pour s'étendre à droite, sans qu'on put sentir à aucun moment se contracter la tumeur extra-utérine. Un gros caillot puis le fœtus sortirent par le vagin ; le fœtus mesurait trois pouces de la tête aux fesses; au bout d'une demi-heure on fit la délivrance du placenta qui était resté dans l'utérus relié au fœtus par un cordon long de 10 pouces; il mesurait deux pouces 1/2 de diamètre. La tumeur du pelvis gauche avait complètement disparu; les suites de cette fausse couche ne présentèrent rien de particulier, l'utérus reprit sa place son volume habituels.

Obs. XXXII. — Grossesse tubo-ovarienne. Terminaison par ascite, par le Dr Campbell. (American Journal of Obstetrics, vol. IX, n° 4. Jaresbericht, p. 581, 1876.)

Le Dr Campbell décrit un cas de grossesse tubo-ovarienne du côté gauche, dans laquelle le fœtus se développa jusqu'au poids de 5 livres 1/4. La malade mourut d'ascite et de dyspnée peu de temps après la mort de l'enfant.

Obs. XXXIII. — Grossesse abdominale secondaire. Mort au septième mois de pneumonie et de péritonite, par Sutugin. (Petersb. med. Zeitschrift n, F. V. 1876.)

Cette femme avait eu dix grossesses antérieures. L'autopsie démontra qu'il s'agissait d'une grossesse tubo-adominale, dans laquelle l'œuf s'était rendu, dans les premiers temps, dans la cavité adominale et avait continué à s'y développer.

Obs. XXXIV. — Grossesse tubaire. Mort du fœtus au moment du terme. Ponction exploratrice. Mort par péritonite, par Simpson (Edimb. med. journ., p. 647, 1877.)

Une femme se présente à l'examen se plaignant de douleurs abdominales. On constate les battements du cœur du fœtus, on pense à une grossesse compliquée de tumeur ovarique. Après quelques jours de séjour à l'hôpital elle retourne chez elle après avoir promis de revenir dans deux mois. Elle ne revint que dix mois plus plus tard. Dans l'intervalle son ventre avait grossi jusqu'au moment du terme, et, après un faux travail, elle cessa de sentir les mouvements du fœtus. On fit une ponction et on retira une once d'un liquide ressemblant au liquide amniotique, la femme mourut de péritonite.

C'était une grossesse tubaire, siégeant dans la trompe gauche de Fallope qui était parvenue jusqu'au terme de la gestation.

Obs. XXXV. — Grossesse interstitielle. (Arch. f. Gynäk. Heft. 3, 1878, par Léopold.)

La malade mourut d'anémie. L'autopsie montra à droite un sac fœtal interstitiel sans communication avec la cavité utérine. La grossesse paraissait remonter à deux mois ; la présence d'un polype était vraisemblablement la cause de la grossesse extra-utérine. Voir le mémoire d'Ahlfeld Annl-Gynäkol. Des hémorrhagies fréquentes auraient pu faire croire à un avortement, mais en présence de la vacuité de la cavité utérine, on avait pensé à un corps fibreux interstitiel.

Obs. XXXVI. — Grossesse extra-utérine, mort par péritonite, par le Dr Rœsseler. (Berliner kl. Wochenschrift, n° 3, p. 37, 1877).

Le Dr Rœsseler cite un cas de grossesse extra-utérine qui présenta de si grandes difficultés de diagnostic que la grossesse ne put être soupçonnée. La terminaison fatale arriva et ce fut l'autopsie qui démontra le fait.

Obs. XXXVII, XXXVIII, XXXIX. — Trois cas de grossesse extra-utérine, par MM. Martin et Jaquet. (Berl. kl. Wochenschrift, 1875, p. 434.)

MM. Martin et Jaquet racontent trois observations de grossesse extra-utérine. Dans le premier cas, chez une primipare, la mort survint au troisième mois par péritonite.

Dans le deuxième, la mort arriva par épuisement, après que la malade eut perdu pendant un an et demi des os du fœtus par le rectum.

Dans le troisième, la malade mourut au bout de quatre heures après qu'un médecin eut incisé le repli de Douglas pour en retirer un produit de conception de quatre mois.

Obs. XL, XLI, XLII, XLIII, XLIV. — Cinq cas de grossesse extra-utérine, par Muller. (Charité Annalen. Jarg. 2, 1877.)

Dans le premier cas, l'ouverture du sac se fit dans le rectum, la mort survint par épuisement.

Dans le deuxième cas, l'extraction du fœtus macéré fut faite par l'incision du cul de sac postérieur du vagin. La mort survint 23 jours après. On trouva à l'autopsie une communication entre l'intestin grêle et le vagin.

L'auteur rapporte encore trois autres cas :

Dans le premier, on fit la laparotomie alors que le malade était dans le collapsus ; la mort arriva quelques minutes après.

La deuxième est la relation d'une autopsie de grosseur abdominale datant de quatorze mois.

Le troisième devait donner lieu à une laparotomie lorsque l'enfant mourut inopinément, l'opération ne fut pas faite. Résumé dans le Jaresbericht.

Obs. XLV. — Grossesse extra-utérine tubo-ovarienne parvenue jusqu'à terme. Mort par ascite et épuisement, par Sibley Campbell. (Ann. J. of obstetrics, p. 606, 1876, oct.)

R. P. femme de couleur, pluripare, 33 ans, entre à l'hôpital le 28 nov. 185... Elle supposait être au début du travail ayant éprouvé pendant la nuit précédente et au moment de son admission des douleurs utérines expulsives, cependant elle croyait ne devoir accoucher qu'à Noël. On la calma avec des opiacés, les douleurs s'apaisèrent et on n'observa aucune hémorrhagie. Quelques jours plus tard elle peut se lever et se promener un peu. Rien ne fit supposer alors une grossesse anormale ; sa grossesse avait été bonne jusqu'à ce moment, et ses grossesses antérieurs avaient été normales.

Dans la nuit du 21 décembre des symptômes de travail reparurent, les douleurs devinrent plus intenses, plus nettes, plus franchement expulsives.

Le lendemain elle expulsa uue caduque et eut une hémorrhagie légère. Puis elle eut quelques pertes fétives comme des débris membraneux, qui durèrent deux ou trois jours avec une leucorrhée excessive. Les mouvements du fœtus existaient encore le 23 décembre au matin. Le travail cessa. Le 25, son état général était redevenu le même qu'avant ce faux travail. Elle resta à l'hôpital jusqu'en mai, où elle présenta des symptômes d'ascite et d'œdème des membres inférieurs. Puis la dypnée augmenta, elle mourut d'œdème pulmonaire le 26 juillet 1878.

Autopsie. On trouva dans un sac contenant un fœtus qui nageait dans le liquide amniotique.

L'ovaire gauche ne put être retrouvé. L'auteur en conclut de la positionà une du sac et de l'examen des autres organes génitaux, grossesse ovarique. Cette observation est très intéressante au point de vue anotomo-pathologique, l'autopsie a été faite avec le plus grand soin.

Obs. XLVI.— Grossesse extra-utérine. Lithopédion trouvé à l'autopsie, par Patenko. (Arch. f. Gynäk, p. 156, 1879, Bd. 14.).

Polowpitschikow 54 ans. A l'autopsie de cette femme morte d'une amputation du pied et de pyoémie, on trouve un lithopédion. Renseignements cliniques nuls.

L'ovaire droit est transformé dans une cavité kystique dont les parois sont formés par le tissu ovarien. On trouve dans le kyste le reste d'un fœtus et ceux du placenta. (Intéressante au point de vue anatomo-pathologique).

Obs. XLVII. — Grossesse extra-utérine, terminée par un lithopédion. Gastrotomie, suivie de guérison, par Martin. (Société d'obstétrique et de gynécologie de Berlin, 12 mars 1878. — Berl. kl. Wochenschrift, nº 27, p. 401, 8 juillet 1878).

Femme de 37 ans accouchée en 1862, et ayant joui jusqu'en 1870 d'une bonne santé. A cette dernière date, douleur d'apparence péritonitique qui se renouvellent en 1875. A partir de cette époque la femme remarque dans le côté droit de son ventre une tumeur qui plus tard devient douloureuse dans les mouvements. En octobre 1877 elle vient réclamer les soins du Dr Martin qui constate l'état suivant: Tumeur dure siégeant à droite au niveau du détroit supérieur. Utérus en rétroversion est refoulé à gauche. Douleurs dans les mouvements et pendant la défécation, Aussi la malade demande-t-elle à être débarrassée de sa tumeur.

Le 15 nov, gastrotomie sous le nuage phéniqué, la tumeur à surface lisse est solidement implantée à droite sur l'orifice supérieur du petit bassin d'où il est malaisé de l'extraire; elle présente des adhérences étendues avec l'épiploon. L'opérée est renvoyée guérie le quatorzième jour après l'opération.

La tumeur forme une masse piriforme de la grosseur d'une tête d'enfant, elle constitue un lithopédion; dans une enveloppe calcifiée se trouve renfermé un fœtus de 5 mois. Avant l'opération le Dr Martin avait posé le diagnostic : kyste dermoïde calcifié.

Obs. XLVIII. — Grossesse tubaire. Mort du fœtus au troisième mois. Enkystement. Mort accidentelle, par Blix. (Svenska läkäresellska fordhandl., p. 38, 1877. Résumé dans le Jahresbericht.)

Une femme de 30 ans ayant toujours été stérile avec une menstruation irrégulière fut prise en avril 1875 de péritonite. On sentit une tumeur de la grosseur du poing à droite de l'utérus. La maladie dura deux mois pendant lesquels il y eut souvent des hémorrhagies utérines. La tumeur se modifia peu, mais elle diminua de volume. Il restait toujours une certaine sensibilité dans le cul-de-sac droit. La menstruation redevint régulière. On diagnostiqua une grossesse tubaire. Elle mourut en mars 1877 d'une péritonite aiguë après avoir souffert pendant quelque temps des douleurs dans le bas ventre.

A l'autopsie on trouva une tumeur de la grosseur d'un œuf adhérant au ligament large du côté droit. La partie externe de la trompe présentait une cavité de la grosseur d'une noix, cavité qui renfermait des débris squelettiques du fœtus. Les deux ovaires étaient hypertrophiés et infiltrés de sang. Dans l'ovaire gauche on trouvait un kyste de la grosseur d'une noix avec des parois infiltrées de sang. C'est de là qu'est partie la péritonite, car du côté de la tumeur on ne trouvait aucune modification inflammatoire.

Obs. XLIX. — Grossesse extra-utérine, terminée par enkystement. Grossesse postérieure normale, par le Dr Ribot. (Arch. de Tocologie, 1877, p. 244.)

F. femme de 37 ans, devient enceinte pour la cinquième fois en décembre 1872.

Grossesse pénible. Faux travail en septembre 1873, les mouvements du fœtus cessent, on n'entend plus les bruits du cœur fœtal. M. le Dr Guéniot diagnostique une grossesse extra-utérine. En juillet 1875, suppression des règles et le 13 avril suivant accouchement normal. Enfant vivant. Les suites de couches furent simples et la femme reprit son travail.

Observation L.

Lithopédion trouvé à l'autopsie d'une femme morte de maladie du cœur, l'autopsie démontra qu'il s'agissait d'une grossesse extra-utérine dans la corne gauche de l'utérus qui s'était arrêtée au quatrième mois par Chiari Wiener med. Woch. 1876, n°24.

Obs. LI. — Grossesse abdominale. Lithopédion trouvé à l'autopsie, par Galli. (Il. Morgagni, 1876.)

Une femme ayant eu deux grossesses antérieures devient enceinte pour la troisième fois d'une grossesse abdominale, le fœtus cessa de vivre à 8 mois 1/2. Enkystement du fœtus. Pendant le cours de cette grossesse ancienne quatrième grossesse normale.

Elle mourut d'un accident 37 ans, après la grossesse extra-utérine le lithopédion fut trouvé à l'autopsie.

Obs. LII. — Grossesse extra-utérine, terminée par l'enkystement du fœtus, par M. le Dr Polaillon. (Société de chirurgie, 24 mars 1875.)

Femme âgée de 37 ans, arrivée au cinquième mois d'une grossesse dont elle fait remonter le début au 21 avril. Entre récemment à l'hôpital Cochin. Deux accouchements précédents, le dernier suivi de péritonite.

Grossesse pénible pendant les premiers mois. Améliorée par un séjour à l'hôpital pendant lequel on avait constaté l'existence d'une grossesse anormale, la malade voulut sortir et rentra à Cochin le 7 octobre présentant le facies des maladies abdominales, et un état général alarmant.

Le 1er nov. M. Polaillon constate la mort du fœtus, il s'écoula par le vagin une petite quantité d'un liquide sanguinolent, puis se manifesta la montée du lait, le ventre s'affaissa, les douleurs abdominales devinrent moins vives. Le cathétérisme utérin fut différé jusqu'au mois de mars 1875, l'hystéromètre pénétra à 4 cent. 1/2 et démontra la vacuité de l'utérus.

La tumeur s'est réduite au volume d'une grosse orange. La femme a repris ses occupations et son train de vie ordinaire.

Obs. LIII. — Grossesse tubaire ayant duré sept ans et pendant laquelle se produit une grossesse normale, suivie d'un accouchement heureux. (Extrait du Lyon médical, novembre 1877.) Résumé.

En 1870, la nommée Marie C... ayant déjà eu un accouchement normal, présente tous les signes ordinaires d'une nouvelle grossesse. Au bout de neuf mois, les douleurs se déclarent et tout le monde croit que l'accouchement va avoir lieu : mais la sage-femme appelée ne constate rien par le toucher vaginal qui lui permette de penser à une grossesse sur le point de se terminer. Au bout de trois jours, en effet, les douleurs cessaient ; six mois plus tard le ventre s'affaissait et les règles disparaissaient.

Pendant quatre ans la malade se plaint d'un prolapsus utérin et d'une sensation de poids dans la fosse iliaque droite. En 1875, cette femme devient enceinte, et on diagnostique alors d'une part la grossesse actuelle, d'autre part une tumeur dans la fosse iliaque droite qu'on attribue, avec quelques réserves, à une grossesse extra-utérine antérieure.

Ce double diagnostic était exact :

En effet, la femme Marie C... ne tarde pas à accoucher, après un travail de trois heures, d'un enfant vivant. Elle reste avec sa tumeur de la fosse iliaque droite.

Deux ans après elle meurt de phthisie pulmonaire : *à l'autopsie on trouve dans la trompe droite un fœtus à terme, macéré, enveloppé d'une poche épaisse.*

Ce fœtus avait séjourné dans la trompe pendant sept ans ; l'excitation due au développement complet d'une grossesse dans l'utérus et à un accouchement normal n'avait déterminé du côté du kyste aucun travail d'élimination :

Obs. LIV. — Grossesse extra-utérine découverte à l'autopsie, par le Dr Chalmers. (The Lancet, février 1877.)

Femme âgée de 54 ans, huit grossesses normales ; huit ou neuf ans avant sa mort elle se crut enceinte ; au cinquième mois elle fut très souffrante et expulsa quelque chose. Jamais elle ne fut menstruée depuis. Entre l'utérus et le rectum on trouva des débris osseux et le rapport du Dr Galabin à la société d'obstétrique de Londres, mars, 8, 1876, conclut ainsi. Les os présentés sont ceux d'un fœtus dont le reste s'est échappé soit par le rectum, soit par le vagin.

Obs. LV. — Grossesse extra-utérine. Terminaison par lithopédion, par Wysin. (Wiener med. Presse, nº 18, p. 577, 1879.)

S. 27 ans, une grossesse antérieure normale, dernières règles en décembre 1877. Grossesse pénible dès le début. Plus tard les mouvements de l'enfant sont nettement perçus. En mai 1878, pertes à six mois, deux nouvelles pertes jusqu'au moment du terme ; à cette époque perte qui dura cinq jours. Depuis lors les règles ont reparu.

A l'entrée à l'hôpital, 15 mars 1879. On reconnait la situation du fœtus dont l'existence avait été constatée antérieurement. Utérus vide. Etat général très bon. La malade quitte l'hôpital, transformation probable en lithopédion.

OBSERVATION LVI.

Chiari raconte l'histoire d'un lithopédion porté pendant cinquante ans; la plupart des organes étaient encore faciles à reconnaître, ils étaient tous recouverts de petits cristaux ressemblant à des aiguilles de leucine. Jarhesbericht, uber die Leist. und Fortsch. in der medicin, 1876, p. 581.

OBS. LVII. — Grossesse extra-utérine. Ouverture du kyste à la paroi abdominale. Extraction du fœtus. Guérison, par le Dr Windriff (de (Cassel). (Bulletin med. du Nord, 1878, p. 129.)

C... a subi en 1869 l'opération césarienne. Elle eut alors un énorme abcès du flanc droit qui faillit l'enlever. Cette fille, qui depuis s'était bien portée, entra à l'hôpital en juillet 1872, offrant les symptômes d'une pelvi-péritonite extrêmement grave; ses règles étaient supprimées depuis quelque temps. La femme resta pendant un mois entre la vie et la mort, puis elle perdit abondamment du sang et du pus par le vagin. Tous ses symptômes s'amendèrent rapidement et elle put reprendre son travail.

Neuf mois plus tard, cette femme qui a été bien réglée depuis la maladie, ci-dessus relatée, revient offrant des symptômes graves du flanc droit; il se forme au-dessous de l'ombilic, sur le côté droit de la cicatrice de l'opération césarienne, une tumeur de la valeur d'un œuf de poule, arrondie, fluctuante et douloureuse au toucher. On abandonne l'ouverture à la nature. Il sort un pus brun, fétide, mêlé de lambeaux mortifiés. Quinze jours après, la malade quitte l'infirmerie, mais elle revient un mois après l'ouverture du kyste se plaignant de sentir quelque chose de dur dans la plaie. Le médecin ou la femme elle-même retirent un grand nombre de pièces du squelette. Au moment où l'observation est publiée, on sent un fragment plus considérable s'engager dans l'orifice et qui paraît être l'occipital.

OBS. LVIII. — Grossesse extra-utérine. Ouverture spontanée dans le vagin. Guérison, par le Dr Priestley. (British med. journ.)

Le Dr Priestey présente les os d'un fœtus qui ont été expulsés par une ulcération spontanée au niveau du cul-de-sac postérieur du vagin, deux ans après la mort du fœtus. Elle rendit des os pendant six mois.

Obs. LIX. — Grossesse abdominale primitive. Ouverture dans le vagin. Enclavement du fœtus. Mort, par Aug. Schmitt. Memorabilien, 1874. Revue des sciences méd., p. 251, t. VIII).

Il s'agit d'une femme de 36 ans, qui avait eu 11 enfants, dont les 7 premiers étaient venus à terme; pour les quatre derniers, on avait dû procéder à l'accouchement artificiel.

La grossesse en question, qui durait déjà un mois de plus que ne l'aurait cru la malade, avait eu une marche anormale. Le jour où l'auteur l'examina, la malade se plaignait de violentes douleurs expulsives et d'une sensation très prononcée dans le flanc droit. Quelques heures auparavant elle sentait encore les mouvements de l'enfant, et le médecin avait constaté l'existence des bruits du cœur. Pendant l'examen, une ampoule fortement tendue faisant une saillie considérable dans le vagin se rompit, il en sortit un liquide d'une odeur très fétide et avec lui le bras droit. On constata alors que l'épaule était fortement enclavée et qu'à gauche de la tête située en avant, il y avait un corps volumineux, lisse, immobile. On ne put faire la version à cause de l'enclavement, on ne pouvait atteindre ni les pieds ni le bras gauche; on employa vainement 45 grammes de chloroforme pour atteindre l'anesthésie. On vit survenir des frissons et des convulsions qui, partant des lombes, s'étendaient dans les extrémités inférieures, et, en quelques heures, la malade mourait.

Le fœtus occupait la cavité abdominale et présentait son épaule droite fortement enclavée dans le bassin. Utérus hypertrophié. Le placenta, plus mince qu'à l'état normal, adhérait au mésentère. Pas d'enveloppes du fœtus. Pas trace d'inflammation.

Obs. LX. — Grossesse extra-utérine. Ulcération de la paroi abdominale. Gastrotomie secondaire. Extraction des débris du fœtus. (Courrier médical, p. 362, par Agnello Leite. Résumée.)

Il s'agit d'une jeune femme âgée de 22 ans qui, vers le mois ? de l'année 1876, vit se produire les signes ordinaires de la grossesse Le 24 décembre, après une marche assez longue, elle fut prise de nausées, de frissons, de vomissements, douleur aiguë dans la région hypogastrique droite, soubresauts du fœtus; quelques gouttes de sang s'écoulèrent par la vulve. Depuis lors, elle ne sentit plus remuer son enfant. Les accidents péritoniques disparurent bientôt. Des pertes fétides jaunâtres, ensuite purulentes, s'établirent peu après; quelque temps plus tard, à une époque qui n'est pas déterminée dans l'observation, les phénomènes d'un phlegmon profond se manifestèrent au niveau de la région ombilicale et aboutirent à la formation de trois abcès situés sur la ligne médiane et presque en ligne droite. L'ouverture de ces abcès donna lieu à un écoulement de pus fétide; à ce moment l'écoulement vaginal se supprima. Il sortit par là quelques débris du fœtus, puis par l'un des orifices, après des phénomènes d'obstruction, sortit un des pariétaux. L'état de la malade s'aggravant, après avoir reconnu l'impossibilité d'extraire les restes du fœtus sans opération, le Dr Agnello Leite pratiqua la gastrotomie. Pour cela, il fit une incision à la paroi abdominale sur la ligne des cicatrices, et put, avec des pinces, extraire les os et vider la cavité du kyste, qui contenait un liquide noirâtre fétide.

Les suites de l'opération furent des plus simples; dix-sept jours après la malade pouvait se lever et marcher. La plaie était cicatrisée et la guérison complète. (Gaz. obstétricale, p. 377, 1877.)

Obs. LXI. — Grossesse utérine ancienne. Ponction abdominale. Dilatation de l'ouverture. Extraction du fœtus par morceaux. Guérison. (Stickl. Bayr. aertzt., int. Blatt, 1877, n° 16. Annales de Gyn., t. XII. p. 22.)

Une femme de 40 ans, ayant eu huit enfants à terme et quatre avant terme et n'en ayant nourri aucun, se trouve enceinte pour la treizième fois. Au neuvième mois, hémorrhagie utérine et consécutivement, établissement de la sécrétion lactée avant comme après l'accouchement. Pendant un an les règles revinrent normalement. puis s'interrompirent pendant cinq mois. En ce moment, hémorrhagie utérine considérable, fœtus descendu dans le méat dilaté qui fut extrait avec l'arrière-faix. A la suite de cet avortement, on constate dans la région ombilicale une tumeur partant du bas-ventre qui, ponctionnée avec un trocart, donna un peu de liquide amniotique. Avec des tiges de laminaria, on dilate l'ouverture et on fait dans la cavité des injections phéniquées. On élargit ensuite avec le bistouri et on extrait le fœtus par morceaux. La femme se rétablit lentement

Obs. LXII. — Grossesse extra-utérine. Communication du kyste avec la cavité utérine, par le Dr Galabin. (Obs. Soc. Trans., 1875).

F... Agée de 31 ans; dernières couches en janvier 1874; devenue enceinte au mois de juin; perte de sang considérable; cessation des mouvements du fœtus. En mai 1875 entre à Guy's Hospital, 14 mai; col de l'utérus non entr'ouvert, dilatation de l'orifice, introduction d'un cathéter, expulsion d'un liquide brunâtre très décomposé. Le 16, fétidité de l'écoulement. A 10 heures du matin le siège du fœtus put être senti et se présenta à l'ouverture du col; la cavité fut lavée soigneusement, mais la malade mourut le 17.

Autopsie.

La paroi abdominale sectionnée, on trouve une membrane grisâtre à demi gangrenée, formant un kyste entourant complètement le fœtus. Le placenta était attaché à la paroi postérieure du kyste du côté gauche. Il y avait une ouverture arrondie du kyste dans l'utérus, laquelle permettait d'introduire le bout du doigt. Les parois étaient lisses, comme celles d'une ouverture ancienne.

Obs. LXIII. — Grossesse extra-utérine. Fistule ombilicale. Laparotomie secondaire, par Macdongall. (Obst. soc. of Edimb. In The Obst. journ., 1876.)

E. Tell, 28 ans, mère de huit enfants, éprouve au commencement de 1874 des symptômes qui lui font croire à une nouvelle grossesse. A la fin du mois d'août, ayant passé une journée à laver, elle fut prise de vomissements; des douleurs s'établirent. Après seize heures d'un faux travail, toute souffrance et les mouvements du fœtus cessèrent. Les symptômes s'amendèrent et les règles revinrent en septembre. Pendant quinze mois cette femme put vaquer à ses occupations sans aucune gêne, mais à la fin de cette période elle ressentit des douleurs aiguës dans la partie inférieure de l'abdomen, avec de l'abattement des vomissements et finalement elle dut garder le lit. Elle entre à l'hôpital le 8 novembre. Le diagnostic posé fut le suivant : kyste extra-utérin suppurant. L'écoulement fétide par le vagin faisait supposer une communication en ce point. La malade se remit si bien qu'elle sortit de l'hôpital, malgré les instances faites pour la retenir. Six semaines après elle rentre, présentant à l'ombilic une fistule étroite à travers laquelle une sonde fine pouvait passer en donnant par la pression issue à quelques gouttes de pus.—Le 3 février, incision de quatre pouces sur la ligne médiane, commençant immédiatement au-dessous de la fistule ombilicale. Les parois du kyste étant adhérentes à celles de l'abdomen, la plaie est maintenue ouverte dans toute sa longueur. Fœtus désagrégé en partie, facilement extrait, pas trace du placenta. Lavage avec une solution iodée ; à la partie inférieure se trouve une fistule communiquant avec le corps de l'utérus. On y passe aisément un cathéter et ensuite un drain ; suture de la plaie. Guérison rapide et ininterrompue.

Obs. LXIV. — Grossesse extra-utérine. Ouverture dans le rectum et à la paroi abdominale, par le Dr Poincaré. (Arch. de Tocol., p. 667, 1878. Résumée.)

F..., âgée de 26 ans. Première grossesse normale en 1874. Devient enceinte une seconde fois en janvier 1877. Grossesse pénible dès le début. A quatre mois 1/2 perte sanguine avec douleurs vives et intermittentes qui durèrent pendant huit jours. A terme un examen fut fait par le professeur Stoltz, qui diagnostiqua une grossesse extra-utérine siégeant dans le cul-de-sac rétro-utérin. Les mouvements de l'enfant ayant cessé, il fut décidé qu'après avoir attendu un certain temps afin de laisser le placenta se flétrir et diminuer ainsi les chances de l'hémorrhagie, on procéderait à l'extraction du fœtus par la cavité vaginale. Trois semaines après, 20 mars, péritonite grave. Le 5 avril, douleurs abdominales, suivies d'une diarrhée très abondante, issue d'un liquide rouge chocolat. 4 à 5 selles analogues par jour jusqu'au 11. Ensuite les garderobes devinrent bilieuses.

Le 14, apparition d'un soulèvement peu étendu près la ligne médiane au niveau du tiers supérieur de la tumeur. Cette saillie était fluctuante et en ce point la peau était rouge et amincie. Le 20 l'abcès s'ouvrit spontanément donnant issue à une grande quantité de liquide d'une odeur infecte, rendu mousseux par de nombreuses bulles de gaz, et dont la teinte était parfois roussâtre, le plus souvent d'un brun noirâtre. Le lendemain on fit une incision cruciale de deux centimètres, en chaque sens, pour agrandir l'ouverture du fœtus dissocié. La putréfaction rapide était due à la perforation intestinale à la suite de laquelle des matières fécales avaient pu s'introduire dans le kyste.

On fit de nombreuses injections avec une solution dont la nature n'est pas indiquée.

22 avril. Etat général assez bon. On retire de nombreux fragments d'os. Lavages avec un tube de caoutchouc.

Le 24. La malade tombe dans un collapsus complet. La mort semble imminente. Elle se relève cependant.

Le 28 on constate le passage des matières fécales à travers le kyste ; elle meurt brusquement le 30 avril. Pas d'autopsie.

Obs. LXV. — Grossesse extra-utérine. Ouverture du kyste fœtal dans la vessie. Guérison spontanée, Dr White. (American Journ. of Obstetrics, 1879, p. 854.)

La tumeur fut prise d'abord pour une hématocèle pelvienne. On fit une ponction qui donna issue à quelques onces d'un liquide clair jaune-paille. Péritonite. Diminution de la tumeur. Peu de temps après ouverture du kyste dans la vessie. Urines purulentes, ténesme vésical. Le Dr Roger retira un os qui fut démontré être un os fœtal.

Sbs. LXVI. — Grossesse extra-utérine. Elimination partielle par le vagin. Grossesse postérieure normale. Mort par tuberculose, par le Dr Lamy. Arch. de Tocol., 1877, p. 244.)

Cette femme devient enceinte pour la troisième fois en octobre 1871. Deux mois plus tard péritonite légère, retour imparfait à la santé. En avril 1872 on diagnostique une grossesse de 6 mois. Au huitième mois de la grossesse faux travail, métrorrhagies légères ; la tumeur s'affaisse et diminue considérablement. Retour à la santé, réapparition des règles.

A la fin de 1873, accouchement à terme d'un enfant vivant. Mort un an après de tuberculose. Pas d'autopsie.

Entre son dernier accouchement et sa mort, dans les pertes qu'elle faisait régulièrement chaque mois, cette femme trouva, à plusieurs reprises, des cheveux et de petits os qui furent reconnus pour des phalanges. La communication du kyste fœtal avec les parties génitales était évidente. Mais se faisait-elle par l'utérus ou le tissu cellulaire péri-vaginal ? C'est ce que l'observation ne permet pas d'affirmer.

OBS. LXVII. — Grossesse interstitielle? Ouverture dans le rectum. Extraction. Mort par Jauvrin. (American Journ. of Obstetrics, p. 428 1875.)

M..., âgée de 33 ans, bien réglée jusqu'au 20 mars 1873. En mai et en juin, hémorrhagies et douleurs utérines. 2 juillet, même phénomènes ; 12 juillet, *ponction avec aspirateur à travers le cul-de-sac vaginal.* 4 mois 1/2 après la suppression des règles, la malade sentit les mouvements du fœtus ; ils cessèrent le 7 novembre. A partir du 1er octobre, amélioration dans l'état général. Le 19 décembre, juste au terme de la gestation, faux travail. On fit des injections sous-cutanées d'ergotine pour établir le diagnostic qui était hésitant entre une grossesse extra-utérine interstitielle et un corps fibreux interstitiel.

En janvier, réapparition des règles ; le 2 mars, diarrhée fétide ; dans la nuit du 12, évacuations profuses et douloureuses ; les 5 et 6, issue de fragments osseux, phalanges de doigts. L'orifice dans le rectum pouvait être senti avec le doigt. Pendant mars et avril, les évacuations fétides continuèrent ; le 9 juin, dilatation de l'anus, extraction avec les doigts du fœtus qui était contenu presque tout entier dans le sac. Je sentis facilement la partie postérieure de l'utérus, s'étendant d'un côté à l'autre du sac, dont elle formait la paroi antérieure. C'était, à n'en pas douter, une grossesse interstitielle. La malade mourut 15 heures après l'opération.

OBS. XLVIII. — Grossesse extra-utérine abdominale. Communication du kyste avec l'intestin. Autopsie, par Ziembicki. (Société anatomique, 2 juillet 1875. Résumé.)

Le 29 juin 1875, mourait dans le service de M. Péan, à l'hôpita Saint-Louis, une femme qui présentait une tumeur dure, bosselée, mobile, occupant tout l'abdomen et datant d'environ quinze mois.

A l'autopsie, on trouve un kyste fœtal qui prend son insertion sur l'extrémité supérieure de l'utérus. Les ovaires et les trompes sont normaux. Quatre perforations intestinales font communiquer le kyste avec le tube digestif. Aussi la poche kystique est-elle pleine de noyaux de cerise, de matières fécales et de débris fœtaux. La circulation des substances ingérées se faisait évidemment à travers la cavité du kyste qui servait de réservoir et de diverticulum au tube intestinal : c'était une *sorte de cœcum accessoire*.

De plus, le kyste s'était perforé au niveau de la paroi antéreure et avait laissé passer du pus et des noyaux de cerise dans la cavité du péritoine : d'où la péritonite qui était venue terminer brusquement la scène morbide.

En étudiant dans cette observation les détails qui précèdent le résumé d'autopsie que nous venons de rapporter, on voit que la femme dont il s'agit avait cessé d'être réglée en mars 1874, en même temps que se manifestaient d'autres signes rationnels de grossesse. L'accouchement sembla s'annoncer vers la fin de décembre 1874, par quelques phénomènes de travail. La grossesse avait duré neuf mois ; mais ce n'est qu'au mois de février 1875, c'est-à-dire après onze mois de durée, que le kyste se perfora, car alors des matières sanieuses et décomposées furent évacuées par le rectum.

Obs. LXIX. — Terminaison anormale d'une grossesse extra-utérine. Ouverture du kyste dans le rectum et la vessie. (Gazetta Lekärska, nº 8, 1876, par Raskieviez.) Analyse in Jahresbericht, 1876, t. II, p. 582.

Chez une femme de 30 ans, présentant tous les symptômes d'un calcul vésical on vit sortir par l'urèthre, au milieu des plus vives souffrances, l'omoplate d'un fœtus que son volume faisait évaluer à un fœtus de 5 mois. En même temps la malade montra au médecin deux os de la tête, deux pariétaux et un occipital qu'elle avait rendu six mois auparavant par l'anus.

L'interrogatoire démontra que la malade avait conçu deux ans auparavant, et qu'elle avait senti les mouvements de l'enfant jusqu'au huitième mois; immédiatement après elle sentit de vives douleurs dans le bas-ventre qui cessèrent par des applications de glace après lesquelles elle se sentait assez bien. Un an après, pendant une garde-robe, les trois os en question sortirent par l'anus au milieu d'horribles douleurs. Pas d'autres détails.

Obs. LXX. — Grossesse extra-utérine. Mort du fœtus à quatre mois. Expulsion du fœtus par le rectum. Guérison, par Weiss, interne des hôpitaux de Paris. Résumée. (France médicale, 10 nov. 1877).

Une femme, âgée de 40 ans, entre le 31 mai 1877, à l'hôpital Lariboisière, service de M. le Dr Proust, présentant en apparence les signes d'une inflammation péri-utérine. A l'âge de 25 ans, elle avait eu une grossesse normale. A la fin de l'année 1876, elle fut prise sans cause appréciable d'une métrorrhargie peu abondante, mais qui persista jusqu'en février 1877. A la suite de cette métrorrhagie, les règles se supprimèrent entièrement pendant trois mois. Elles reparurent de nouveau vers la la fin d'avril, accompagnées de douleurs assez vives dans l'abdomen. Elle put venir cependant à pied à l'hôpital.

On constata alors l'existence d'une tumeur abdominale, dure, bosselée, qui dépassait le pubis de trois travers de doigt environ, inclinée à droite et semblant complètement indépendante de l'utérus. Par le toucher vaginal, on trouvait une tumeur rétro-utérine présentant les signes physiques d'une hématocèle, diagnostic qui fut posé, bien que non sans réserves. Repos absolu. Vésicatoires.

10 juin. Cette femme rendit par le rectum une certaine quantité de pus.

Le 15. Elle se plaignit d'éprouver la sensation d'un corps étranger dans le rectum. On constata qu'il sortait par l'anus une masse de chair et d'os qu'on reconnut pour être la jambe d'un fœtus. Des parties furent extraites dans la journée, et le lendemain M. Tillaux omplétait l'extraction avec une pince à mors larges : on ne put trouver trace de la tête fœtale. L'orifice siégeait sur la paroi antérieure de l'intestin.

Fœtus putréfié, répandant une odeur infecte, d'une longueur de 0,20 cent. Grossesse de quatre à cinq mois. Rétablissement complet en dix jours. Les injections désinfectantes furent pratiquées plusieurs fois par jour La nature de la solution n'est pas indiquée.

Obs. LXX bis (personnelle). — Grossesse extra-utérine. Ouverture du kyste fœtal dans l'intestin. Extraction du fœtus. Guérison, par Deschamps, interne des hôpitaux (Hôpital Saint-Louis, serv ic M. le Dr Vidal).

Le 15 février 1879 entrait à l'hôpital Saint-Louis, dans le service de M. le Dr Vidal, une femme âgée de 28 ans, présentant une grossesse extra-utérine ouverte dans le rectum. Un fragment du fœtus long d'environ deux centimètres pendait au dehors à travers l'anus.

Cette femme est devenue enceinte à 19 ans, elle est accouchée à terme d'un enfant mort après un travail prolongé. L'enfant serait venu par le siège.

En 1875, pendant quatre mois, elle a eu des métrorrhagies peu abondantes accompagnées de douleurs à l'hypogastre, puis les règles ont reparu comme à l'ordinaire, sans qu'à aucun moment l'hémorrhagie utérine ait présenté les caractères d'un avortement.

En dehors de ces troubles passagers sa santé a toujours été excellente.

Cette femme raconte qu'elle a eu ses dernières règles le 20 avril 1878. A la fin de mai, les douleurs lombaires du début de la menstruation survinrent plus fortes que de coutume, mais sans aucune hémorrhagie. En même temps se montrèrent quelques troubles généraux, malaises, envies de vomir, et les douleurs abdominales persistèrent

Le 10 juin elle fut admise à l'hôpital Saint-Antoine, dans le service de M. le Dr Constantin Paul.

Elle se plaignait de douleurs localisées à l'hypogastre et dans la région lombaire s'accompagnant de fièvre, de frissons et d'envies fréquentes d'uriner.

Le diagnostic porté fut phlegmon péri-utérin.

Trois semaines après elle quittait l'hôpital ne souffrant plus, mais ressentant un malaise et un affaiblissement général. Cependant elle put se reprendre son travail.

Le 23 juillet elle alla consulter un médecin qui lui ordonna un pessaire pour remédier à l'abaissement de l'utérus. Deux jours après l'application de cet instrument, cette femme fut transportée à l'Hôtel-Dieu présentant tous les symptômes d'une péritonite aiguë et admise dans le service de M. Gueneau de Mussy.

Ces accidents se calmèrent au bout de quelques jours et l'on constata la présence d'une tumeur abdominale. Le diagnostic formulé fut myome utérin. Elle resta deux mois dans le service et pendant son séjour elle remarqua que ses seins avaient grossi et que son ventre avait augmenté progressivement de volume.

Dans les derniers jours de septembre elle quitta l'Hôtel-Dieu ne souffrant plus, n'ayant plus d'envies de vomir ; mais à partir de cette époque, le volume de l'abdomen qui était à peu près celui que présente une femme arrivée au cinquième mois de la grossesse resta stationnaire et la sécrétion lactée s'établit. Les troubles digestifs disparurent et pendant les trois mois qui suivirent cette femme eût pu se croire guérie.

Mais le 20 décembre elle ressentit des douleurs sourdes accompagnées d'une hémorrhagie interne assez abondante sans qu'à aucun moment elle ait constaté de débris membraneux dans les caillots sanguins.

Elle entre le 31 décembre à l'hôpital Saint-Antoine dans le service de M. le Dr Mesnet. Son interne, notre excellent collègue et ami Gauchas, a bien voulu nous communiquer la note suivante

« Le volume de l'abdomen est celui d'une femme enceinte de cinq mois. La palpation permet de sentir facilement une tumeur occupant le petit bassin et remontant dans la cavité abdominale jusqu'à deux travers de doigt de l'ombilic. Cette tumeur qui s'étend surtout vers la fosse iliaque gauche est résistante, un peu inégale, intimement liée à l'utérus, comme on peut s'en assurer par le toucher vaginal et le palper abdominal combinés, et mobile avec l'utérus quoique dans une assez faible mesure.

L'utérus est abaissé, le col incliné à droite et porte un peu en avant, le cul-de-sac droit est normal, le gauche est presque complètement effacé. Le cul-de-sac postérieur est rempli par une tumeur arrondie, dure, résistante, non douloureuse à la pression. On trouve le col *ramolli*, mais non cependant dans toute sa hauteur.

On constate de plus de la sécrétion lactée, les seins sont peu volumineux. Le diagnostic reste hésitant entre un corps fibreux et une grossesse extra-utérine.

Dans le courant du mois de janvier, à deux reprises, cette femme a eu des pertes assez abondantes, jamais on n'a pu trouver de débris de caduque.

Tous ces accidents se calmèrent et le 2 février elle quittait l'hôpital Saint-Antoine. Deux jours après elle fut prise subitement d'une diarrhée extrêmement fétide, cinq à six garde-robes par jour. Elle n'a pas remarqué si à partir de ce moment son ventre avait diminué de volume. Le 15 février, après être restée chez elle pendant dix jours dans cet état, cette femme se présenta à l'hôpital Saint-Louis et je pus constater les faits suivants :

A travers l'anus pend au dehors un débris membraneux d'aspect brunâtre, long de 2 centimètres et qu'il est facile de reconnaître pour l'extrémité d'un pied.

Au niveau de l'ampoule rectale on trouve des parties molles allongées en forme de cordon, au milieu desquelles on sent un fragment osseux placé diagonalement et long de plusieurs centimètres. L'introduction du doigt fait sortir un liquide sanieux répandant une odeur infecte.

En suivant ce fragment osseux on remarque qu'il se continue à travers une ouverture située à la partie antéro-latérale gauche de l'intestin avec un cordon formé de parties charnues et osseuses, et en exerçant de légères tractions on voit que le reste du fœtus tend à s'engager à travers l'ouverture du kyste.

Cette ouverture siège à 7 ou 8 centimètres au-dessus de l'anus, elle est circulaire et mesure environ 3 centimètres de diamètre. Le doigt promené autour de la partie fœtale engagée limite un contour assez résistant, bien qu'un peu dilatable.

La palpation fait reconnaître une tumeur remplissant le petit bassin et dépassant de plusieurs travers de doigt la symphyse pubienne. Cette tumeur dont la surface est irrégulière s'étend à gauche dans la fosse iliaque. Sa résistance est variable suivant les points. Le toucher vaginal montre que l'utérus est refoulé en avant derrière la symphyse. Le col est petit, fermé, dévié à droite, et sa hauteur ne mesure qu'un centimètre.

Les culs-de-sac postérieur et latéral gauche sont remplis par une tumeur de consistance variable, fluctuante, avec des parties résistantes en divers points; des tractions modérées amènent successivement au dehors un des membres inférieurs, puis l'autre membre avec le bassin et le segment inférieur de la colonne vertébrale. Quand celle-ci fut engagée, il devint facile de voir que la tête fœtale était intacte et que son volume était beaucoup trop considérable pour franchir l'orifice du kyste.

On laissa reposer la malade et on prescrivit quatre fois par jour un lavement avec la solution au millième d'hydrate de chloral.

Le lendemain la malade est dans le même état, un peu endormie, mais sans fièvre, la langue est légèrement saburrale. La pression sur l'abdomen ne détermine aucune douleur.

Le 17. Nouvel examen après l'administration du chloroforme. La tête apporte un obstacle invincible à l'extraction du fœtus par de simples tractions, il est évident qu'elle ne peut être amenée au dehors qu'avec des instruments spéciaux.

Le 18. M. le Dr Le Dentu voit la malade et conseille l'opération. Elle fut pratiquée le 19 par M. le Dr Pinard, à 9 heures du matin.

Cette femme est très assoupie, répond à peine aux questions qu'on lui adresse. Le chloral semble manifestement avoir agi comme hypnotique malgré la dose très faible de la solution. Du reste l'état général est excellent, le ventre n'est pas douloureux à la pression.

Le chloroforme est administré jusqu'à résolution complète.

M. le Dr Pinard trouva par le toucher vaginal l'utérus porté en avant, le col diminué de hauteur. Les culs-de-sac postérieur et latéral gauche étaient remplis par une tumeur que l'on retrouvait à l'hypogastre et dans la fosse iliaque gauche. Par le toucher rectal il arriva facilement en suivant la colonne vertébrale du fœtus qui était engagée dans le rectum au niveau de l'orifice qui mettait en communication le kyste fœtal et l'intestin. Il jugea comme nous que cet orifice mesurait 3 centimètres environ de diamètre et que de plus il présentait une certaine dilatabilité.

La femme étant placée dans la situation obstétricale ordinaire et complètement anesthésiée, M. Pinard introduisit d'abord deux doigts dans le rectum jusqu'au niveau de l'orifice et sur ces deux doigts fit glisser une longue pince à faux germe, recourbée, saisit ce qui restait de la colonne vertébrale et tirant lentement abaissa la tête pour que les doigts pussent l'explorer et reconnaître que les os de la voûte et de la base n'étaient pas dissociés. Cette constatation rendait le broiement de la tête nécessaire, car l'orifice n'aurait pu permettre malgré sa dilatabilité la sortie de la tête intacte. Comme certaines parties du fœtus tendaient à s'engager à travers l'orifice, M. Pinard les saisit d'abord et il amena ainsi successivement au dehors un bras, des côtes et le placenta, qui n'était pas adhérent.

Ensuite, la tête restant seule ou à peu près dans le kyste, M. Pinard fit presser légèrement par un aide au niveau de la fosse iliaque gauche afin d'abaisser de cette façon le kyste et de rendre la tête plus accessible et plus fixe. Cela fait, les pinces furent réintroduites toujours guidées par les doigts et après quelques tentatives la tête fut saisie, broyée, et amenée par des tractions légères dans l'intestin et enfin au dehors. La tête avait été saisie suivant le diamètre bi-temporal.

Son grand axe mesurait 7 cent. 1/2 et son diamètre bi-pariétal 5 1/2 seulement, ce qui permet de fixer à cinq mois au moins l'époque de la grossesse à laquelle le fœtus a succcombé.

Pendant cette operation la masse encéphalique s'écoula au dehors, répandant une odeur infecte, et la sortie de la tête fut suivie de l'issue d'une grande quantité de liquide en putréfaction.

Il fut facile de constater alors que les deux parois du kyste étaient revenues sur elles-mêmes, et qu'il ne restait rien dans la cavité kystique.

On fit immédiatement une injection dans la poche avec une solution phéniquée au cinq centième. Le ventre fut badigeonné d'une couche épaisse de collodion, et la malade fut soumise au régime suivant : bouillon, potion de Tood, extrait de quinquina 6 gr.

Le soir, deuxième injection ; je trouve alors cette femme dans un assoupissement profond, mais sans fièvre. La pression sur l'abdomen n'éveille aucune douleur.

10 mars. Les injections sont continuées deux fois par jour avec la solution phéniquée. L'effet du chloral se fait encore sentir. 15 gr. d'huile de ricin.

Le 13. La malade est plus éveillée, sans fièvre. L'appétit reparaît. Progressivement on permet une alimentation plus substantielle : côtelettes, jus de viande, vin de Bagnols. Les injections sont continuées, et par le toucher vaginal je constate que l'utérus a repris sa position ; mais dans le cul-de-sac latéral gauche et dans le cul-de-sac postérieur on trouve une zone d'induration mesurant de 4 à 5 cent. de longueur.

Le ventre affaissé est souple et non douloureux.

16 février. L'orifice du kyste est remonté et devient très difficile à atteindre.

Le 18. L'injection fut faite plus tard que de coutume, quelques heures après le déjeuner de la malade ; elle se plaignit aussitôt d'étourdissements, de vertiges; le soir elle eut un léger frisson, le thermomètre s'éleva à 38,5, je ne fis pas la seconde injection. Le lendemain les mêmes phénomènes se reproduisirent, et en cherchant la cause je supposai que le bec de la sonde que je dirigeais à grand'peine dans le kyste en me guidant sur le bord inférieur de l'orifice avait dû glisser dans l'intestin, et c'est probablement le trouble apporté à la digestion commencée par la quantité de liquide injecté dans l'intestin qui avait déterminé tous ces accidents.

La sonde fut introduite dans le kyste et le liquide ressortit presque aussitôt légèrement teinté de sang.

A partir de ce moment les injections furent supprimées et l'on se borna à donner par jour deux grands lavements afin d'empêcher les matières fécales de séjourner au voisinage du kyste.

10 mars. La palpation ne décèle pas la moindre trace de la tumeur abdominale, le ventre est souple, indolore; dans le rectum l'orifice du kyste est fermé, froncé comme l'ouverture d'une bourse dont on a serré les cordons. Dans le cul-de-sac vaginal gauche on trouve toujours une bride indurée, le corps de l'utérus n'a recouvré qu'en partie sa mobilité.

Le 15. Depuis huit jours la malade descend au jardin, elle a repris de l'embonpoint, et sa santé semble parfaite.

Elle quitte l'hôpital. Les règles ont reparu trois jours après la sortie, et depuis ce temps la menstruation a été régulière.

Obs. LXXI. — Grossesse extra-utérine. Ouverture dans le rectum. Mort, par Hope. (Med. Times and Gazette, p. 141, 1875).

La mort du fœtus survint environ cinq mois après la suppression des règles; deux mois après selles fétides, diminution des souffrances. La femme meurt deux mois après son entrée à l'hôpital, de péritonite et d'épuisement.

Autopsie. Péritonite récente. Dans la fosse iliaque gauche, vaste tumeur remplie de sang, contenant un fœtus d'environ six mois, décomposé, ayant une odeur extrêmement fétide. Selon l'auteur, c'était une grossesse tubo-ovarienne.

Obs. LXXII. — Grossesse extra-utérine. Expulsion du fœtus par le rectum. Fistules péri-anales. Etroitesse consécutive du rectum. Colotomie. Guérison, par James Benham. (British med. journal, 16 septembre 1876.

M..., 30 ans. Peu après son mariage, douleur vive dans le rectum. Passage d'un corps étranger. Hémorrhagie violente; pendant trois mois, elle rendit du pus et du sang par l'intestin; trois mois et demi après, étant sur la chaise, une masse large passa à travers l'intestin avec beaucoup de sang. Elle avait rendu dans l'intervalle un os de fœtus.

La défécation devint de plus en plus difficile. En 1867, obstruction à peu près complète. Trois fistules péri-anales. Impossible de s'asseoir. Alternatives de débâcles et de constipation. Elle rendit à plusieurs reprises des petits os semblant appartenir à un fœtus de trois mois environ.. Rétrécissement du rectum semblant en connection avec l'abcès et siégeant à un pouce et demi au-dessus de l'anus. Sept ans après le début des accidents, colotomie pour obvier aux attaques d'iléus.

Obs. LXXIII. — Grossesse extra-utérine. Ouverture du kyste dans le rectum. Guérison, par Benicke. (Berl. Kli. Woch. aout 1875, n° 31, p. 434. Rev. des Sciences med., t. VII, p. 205.

Deux premiers accouchements naturels, le second en 1840. Troisième grossesse en 1847, sans aucun phénomène morbide.

20 mars 1848. Hémorrhagie et rupture probable de la poche des eaux. On regarda la grossesse comme terminée.

En mai 1848. Nouvelle perte accompagnée de douleurs et d'évacuation de débris membraneux. On crut qu'il s'agissait d'une hémorrhagie menstruelle. Dans les années suivantes, l'abdomen conserva un certain volume. En 1854, inflammation dans le bas-ventre. Vers le milieu de 1873, diarrhées douloureuses.

8 août 1874. Au milieu des selles liquides, la femme expulse des os fœtaux, et cette évacuation par le rectum se répète à plusieurs reprises.

Obs. LXXIV.— Grossesse extra-utérine. Ouverture du kyste dans l'intestin. Mort par épuisement, par Martin a. Tinker. (Boston med. and surg-Journ. 18 may 1876.)

M... (E.), née en 1840, devient enceinte en décembre 1869.

En février 1870, elle eut des accidents qui furent pris pour une fausse couche. Douleurs abdominales, métrorrhagies abondantes. Ellé se rétablit.

En mai 1870. Elle fut prise de coliques utérines et abdominales.

20 septembre. Faux travail, amélioration des douleurs le lendemain.

Le 22. Perte séro-sanguinolente, avec débris membraneux ressemblant à un placenta désorganisé. Ces pertes durèrent presque durant trois mois.

A partir du 20 septembre, les mouvements du fœtus cessèrent. Diminution lente du volume de la tumeur. Réapparition des règles.

En mai 1871. Elle fut prise d'une diarrhée fétide et le 13 juillet 1871, en allant à la garde-robe, elle éprouva la sensation d'un corps étranger volumineux passant par l'anus. Un des fragments fut reconnu pour être le membre inférieur gauche d'un fœtus bien développé. Œdème des membres inférieurs. Elle rendit à différentes fois des débris squelettiques, et mourut d'épuisement en février 1874.

A l'autopsie, on trouva une destruction complète de l'ovaire gauche et partielle de la trompe de Fallope, du même côté. Tumeur ommuniquant avec le rectum. Orifice à la partie antérieure du rectum d'environ trois pouces de diamètre, à cinq pouces au-dessus de l'anus et un autre plus long à la portion inférieure du rectum, près l'anus. Les débris du fœtus formant une masse du volume du poing et étaient retenus dans leur position par les uretères.

Obs. LXXV. — Grossesse extra-utérine. Mort du fœtus à 3 mois. Ouverture du sac dans l'intestin et le péritoine. Mort par péritonite, par le professeur Simpson. (Edinb. med. Journ. p. 646, 1877).

On trouve, à l'autopsie d'une femme morte de péritonite, un fœtus macéré d'environ trois mois, Le kyste s'était ouvert et dans le péritoine et dans l'intestin. Au milieu d'exsudats péritonitiques, on trouva dans le cul-de-sac de Douglas une masse putrilagineuse mêlée à des matières fécales. Pas d'autres détails.

Obs. LXXVI.— Grossesse extra-utérine. Mort du fœtus au moment du terme. Enkystement. Suppuration du kyste à la suite d'une grossesse postérieure, par le professeur Simpson. (Edinb. med. Journ. p. 645, 1877).

F., âgée de 39 ans. Deux mois après le début de la grossesse, symptômes, d'une inflammation du petit bassin ; au terme faux travail. La tumeur diminue de volume dans la suite. Rétablissement complet. Sept ans après grossesse normale. A la suite d'une deuxième grossesse, elle meurt de péritonite et d'épuisement.

On trouva dans un kyste fœtal un fœtus qui adhérait aux parois de toutes parts ; le kyste s'était ouvert par trois orifices dans l'intes tin, et les matières fécales avaient pénétré dans sa cavité.

Observation LXXVII.

Dans sa thèse inaugurale (Gœttingen), le Dr Laupus cite un cas de grossesse extra-utérine ayant duré 16 ans sans que la femme en fût incommodée. L'élimination du squelette par l'anus se fit la 27e année de la conception, et la femme guérit. (Jarhesberischt, uber die Leist. u. fortschritte in der medicin. p. 581, 1876.)

Obs. LXXVIII. — Grossesse extra-utérine. Mort du fœtus. Ouverture dans le rectum. Guérison, par Richard Purefoy. (The Dublin Journ. of med. sciences, p. 362, avril 1877. Revue des sciences med., t. XI, p. 599.)

En mai 1873, une femme jeune, vigoureuse éprouve des symptômes de grossesse; suppression des règles et accroissement du ventre : celui-ci pourtant était plus développé à gauche qu'à droite. En juin et en août accès douloureux succédant à de la névralgie iléo-lombaire, le second beaucoup plus intense et durant trois semaines. A partir de ce moment se produisent des sensations de pesanteur abdominale et utérine, un écoulement jaunâtre par le vagin, de fréquents besoins d'uriner, de la constipation. La santé générale s'altère; des frissons se répètent et les jambes enflent.

Peu après cette dernière attaque, on pratiqua l'examen vaginal, et l'on trouva l'utérus abaissé, l'orifice du col élargi. Le cul-de-sac postérieur était rempli par une tumeur solide immobile, à peu près du volume d'une tête de fœtus. L'hystéromètre introduit dans l'utérus à la profondeur de 5 pouces et demi pouvait être senti au-dessus du pubis à travers les parois abdominales. L'abdomen était gonflé et la fosse iliaque gauche occupée par une tumeur dure, mobile, remontant presque jusqu'à l'ombilic et semblant faire corps avec l'utérus, bien que la sonde introduite dans l'utérus laissât la tumeur à sa gauche.

Vers cette époque, les phénomènes fonctionnels cessèrent presque complètement et l'écoulement vaginal disparut, mais la douleur dans le côté gauche du bas-ventre persista ; au mois de novembre suivant, la malade fut tout à coup prise de diarrhée et rendit par le vagin des matières purulentes au milieu desquelles se trouvaient des débris d'os de fœtus. L'issue des fragments du squelette persista pendant plus d'une année. Actuellement, quatre ans après l'accident, la santé générale est excellente.

Obs. LXXIX et LXXX. — Grossesse abdominale, Ouverture dans le rectum. Guérison, par Gaillard Thomas. (American journ. of med. sciences, jan. 1879.)

Premier cas. — Grossesse abdominale, mort du fœtus à 4 mois. Ouverture du kyste dans le rectum. De petits os furent expulsés lentement et avec difficulté par le rectum et la malade se rétablit. Mais sa santé fut gravement compromise pour quelques années.

Deuxième cas. — Grossesse abdominale, mort du fœtus dans les premiers temps de la gestation. Tumeur dans le repli de Douglas. Douleurs vives; expectation. Peu après, les os du fœtus furent expulsés par le rectum. Je crois, dit l'auteur, que l'exploration du Dr Olcott et la mienne ont amené heureusement la mort du fœtus.

Obs. LXXXI, — Grossesse extra-utérine. Fistule ombilicale. Laparotomie secondaire, par Hofmeier. Zeitschrift f. Geb. und Gynäk Band. V. hft. 1, 1880.)

Femme de 29 ans, une grossesse antérieure normale, quatre fausses couches, la dernière il y a deux ans. Dernière menstruation le 20 avril; elle vient consulter le 22 août, se croyant enceinte et présentant les signes subjectifs de la grossesse. En arrière de l'utérus, tumeur mal délimitée, peu élastique, remontant jusqu'à l'ombilic et faisant saillie en bas dans le vagin ; le 2 mars 1875 elle rentre dans la vessie. Elle raconte que sa grossesse a été très pénible et qu'au commencement de février elle a eu des pertes assez considérables, et qu'elle aurait rendu une caduque. Du 13 au 20 on vit l'ombilic faire saillie et laisser échapper un liquide trouble, fétide.

22 mars. On prolonge la fistule en haut et en bas sur la ligne blanche ; il s'échappe une grande quantité de liquide d'une odeur infecte. On tombe dans un sac fœtal complètement adhèrent aux parois abdominales. On extrait un fœtus mâle bien développé, présentant des signes de macération. Le sac fœtal est intimement uni avec toutes les parties environnantes. *Très forte hémorrhagie après l'arrachement du placenta.* On passe un drain qui aboutit au vagin en traversant l'espace de Douglas. Tamponnement avec l'ouate salicylée. On pose des sutures à l'angle supérieur de la plaie; durée de l'opération, une demi-heure. Lavages désinfectants. Le 18 juin, la malade pouvait sortir, conservant une fistule qui était fermée quelques jours après.

Obs. LXXXI. — Grossesse extra-utérine interstitielle arrivée au huitième mois. Incision de la paroi utérine. Expulsion d'un enfant vivant. Guérison. Dr Gilbert. (Boston med. a. surg. journal, 3 mars 1877.)

Une femme de 37 ans, ayant eu trois enfants et quatre fausses couches et sujette depuis 5 ans à des hémorrhagies rectales, eut ses dernières règles vers le milieu de novembre 1875. Au mois de février 1876, elle éprouva quelques sensations étranges et se crut enceinte. Vers la fin de mai, elle sentit un léger mouvement dans l'abdomen. Le développement du ventre était cependant à peine perceptible. Examinée pour la première fois le 11 juin, on trouva dans le ventre une tumeur de la grosseur d'un utérus gravide de 5 mois. Cette tumeur était évidemment l'utérus situé très profondément dans le bassin et un peu à droite ; à l'auscultation on entendait les bruits du cœur fœtal. Le 25 juin et le 2 juillet, la malade eut quelque douleurs qui revinrent toutes les nuits jusqu'au 10 juillet. Les douleurs devinrent alors plus fortes et s'accompagnérent de contractions internes. Quoiqu'elles se fussent accrues le lendemain, le col cependant ne se dilatait pas; à droite du côlon on sentait parfaitement la tête du fœtus située dans l'intérieur de l'utérus.

Par l'orifice du col, le doigt pénétrait sans obstacle dans la cavité utérine; à gauche, le tissu de cet organe paraissait être celui d'un utérus non gravide, mais à droite, en dedans et sur le bord de l'orifice du col, on sentait distinctement la tête fœtale recouverte par une mince membrane muqueuse qui semblait participer jusqu'à un certain point aux contractions de l'utérus. Le Dr Gilbert, voyant qu'il avait affaire à une grossesse interstitielle, prit un scarificateur utérin de Miller, le glissa le long du doigt dans l'intérieur du col et incisa la cloison dans l'étendue d'un pouce environ. Cette opération fut suivie d'une légère hémorrhagie, mais les douleurs cessèrent et la nuit fut tranquille. Le lendemain, la tête fœtale se présentait au méat, recouverte par les membranes et l'accouchement se termina le 14 juillet, à 11 heures du matin.

L'enfant pesait 4 livres et mourut six semaines après d'inanition. Le liquide amniotique était peu abondant, le placenta et le cordon normaux. La mère se rétablit au bout de 5 semaines, mais la menstruation avait reparu 5 semaines après l'accouchement.

Obs. LXXXII. — Grossesse abdominale. Elytrotomie à quatre mois. Guérison, par Harrison. (American Journal of obstetrics, 1878, p. 810.)

Femme de 28 ans, trois grossesses antérieures; dernière menstruation en janvier; elle était alors en retard de 2 mois quand elle eut une perte assez abondante. Un médecin appelé constata une tumeur rétro-utérine Le diagnostic hésitant entre une grossesse extra-utérine et une hématocèle, on fit une ponction le 3 mars; issue d'un liquide sanguinolent, fétide. Incision de la tumeur par le vagin, on trouva une cavité pleine d'un liquide dans lequel flottait un fœtus de 4 mois. Il fut extrait et le placenta laissé *in situ*. Injections phéniquées continuées.

Le lendemain de l'opération, le thermomètre marquait 101° Farhenheit, et tous les symptômes étaient favorables.

Selon Harisson, le fœtus était mort depuis peu et la décomposition putride ne faisait que commencer quand l'opération fut faite.

Obs. LXXXIII. — Grossesse extra-utérine. Elytrotomie. Mort en trois jours, par le Dr O'Hara. (American journal of obstetrics, 1878, p. 825.)

F..., âgée de 29 ans ; cinquième grossesse ; dernière menstruation 29 septembre 1877. Grossesse pénible dès les premiers mois ; examen fait en janvier ; tumeur rétro-utérine, douloureuse au toucher, rest semblant à un utérus gravide en rétroflexion. On soupçonne une grossesse extra-utérine et on résolut d'attendre. 20 janvier, expulsion d'une caduque, la sonde pénètre dans l'utérus à 4 pouces 1/2. 21 janvier, la rupture du kyste semblant imminente, on résolu de délivrer la femme et, après discussion, de recourir à l'incision du kyste par le vagin.

Section de la paroi vaginale par le thermo-cautère de Paquelin, puis ponction et incision du kyste. Hémorrhagie profuse ; l'incision avait été faite à travers le placenta : on fut obligé de le détacher et de l'extraire, ce qui fut fait sans difficulté et l'hémorrhagie s'arrêta. On introduisit la main dans la péritoine, le fœtus fut extrait. Mort au bout de trois jours par péritonite.

Obs. LXXXIV. — Grossesse extra-utérine. Deux jumeaux avec un seu (placenta. Elytrotomie. Mort.)par Schwartz).

Chez une femme agonisante qui avait accouché huit fois avec facilité, enceinte de cinq mois, atteinte d'obstruction intestinale telle que depuis deux jours la défécation était impossible et les essais extrêmement douloureux, Schwartz trouva dans le repli de Douglas deux têtes de fœtus formant une tumeur appréciable au-dessus de la symphyse et proéminent dans le cul-de-sac postérieur du vagin.

L'incision permit au doigt de reconnaître la présence de deux fœtus auxquels faisait suite un seul placenta. La malade se sentit soulagée jusqu'au quatrième jour. A ce moment, collapsus subit et mort. L'autopsie ne fut pas faite, mas le diagnostic de grossesse extra utérine fut posé parce qu'aucun symptôme ne permit de croire à une rupture de l'utérus.

Obs. LXXXV. — Grossesse tubaire. Elytrotomie. Guérison, G. Thomas.(Amer. Journ. obstetr., 1875, Revue des sciences med., t. VIII, 1876).

Une femme au troisième mois de sa grossesse présente dans la région hypogastrique gauche une tumeur adhérente à la paroi latérale de l'utérus, de même volume que cet organe et présentant d'une manière très nette le phénomène du ballottement. Thomas diagnostiqua une grossesse extra-utérine tubaire et se décida à pratiquer l'élytrotomie. L'utérus attiré à droite la paroi vaginale gauche en avant, il fit avec le galvano-cautère une incision de 6 centimètres environ allant du col de l'utérus sur la tubérosité ischiatique gauche et ponctionna le kyste, donnant ainsi issue aux eaux de l'ammios. Le fœtus placé transversalement fut extrait par l'incision agrandie; en tirant sur le cordon qui avait été déchiré pendant les manœuvres, on arracha une moitié du placenta, ce qui fut suivi d'une hémorrhagie abondante. Celle-ci ne fut arrêtée que par des injections de perchlorure de fer et le tamponnement. La moitié restante du placenta ne fut expulsée qu'au bout de quinze jours. Malgré des accidents septicémiques intercurrents la malade guérit.

Obs. LXXXVI. — Grossesse tubaire. Ponction du sac. Hémorrhagie interne. Laparotomie. Tumeur de la trompe gauche rompue dans le péritoine. Mort sans autopsie, par A. Martin. (Berliner klin. Wochenschrift, n° 19, p. 280, 12 mai 1879.)

La grossesse extra-utérine avait été diagnostiquée; on fit une ponction suivie d'une hémorrhagie extrêmement grave. La femme était mourante au moment de l'opération. Pas d'autres détails.

Obs. LXXXVII. — Grossesse abdominale. Laparatomie. Déchirure du placenta. Mort. (Soc. obst. of Lond. Trans., p. 5, 1878).

Le Dr Heynood Smith présente les pièces d'une grossesse extra-utérine.

M... (P.), 42 ans, entre à l'hôpital le 22 mai 1877. Utérus très élevé, col entr'ouvert; la sonde introduite dans l'utérus pénètre à 3 pouces et demi. Dans le cul-de-sac vaginal, on trouve une masse tendue résistante. Le souffle *placentaire* s'entend à *l'hypogastre et à gauche*. Opération le 25 mai.

Incision de l'ombilic au pubis. Le sac est de coloration vert-jaunâtre; le liquide amniotique était de même couleur. On extrait un enfant qui ne vécut que 40 minutes. Le placenta ayant été intéressé une ligature fut posée et la portion déchirée du placenta fut sectionnée sur la ligature.

Le sac et le reste du placenta furent laissés in situ. Dans la plaie on place un tube à drainage. La femme mourut trente-deux heures après l'opération.

Obs. LXXXVIII. — Grossesse extra-utérine. Laparotomie au terme. Mère et enfants vivants, par M. Jessop. (Society obst. transact., 1876, p. 261. Annales de Gyn., t. X, p. 76.)

M. C..., âgée de 20 ans, résid. à Leeds. En mars 1869, un enfant, couche régulière. Elle continue à être menstruée régulièrement jusqu'en décembre 1874. En janvier l'écoulement menstruel fit défaut; elle se crut enceinte. Le 10 mars, étant aux latrines, sans avoir fait d'efforts, elle fut prise d'une douleur violente dans le côté droit de l'abdomen. M. Clayton, appelé, prescrit un traitement contre la douleur, les vomissements, la constipation, la rétention d'urine, la fièvre, symptômes que présentait la malade. M. C. reste presque constamment au lit pendant deux mois, souffrant d'une douleur incessante dans l'abdomen, de vomissements et d'inappétence.

Le 14 mai, elle perçoit pour la première fois les mouvements fœtaux et constate la présence d'une grossesse dans le côté droit du ventre. A deux ou trois reprises, elle perd un peu de sang et dépérit. M. Clayton, ayant découvert la présence du fœtus en dehors de la matrice, demande l'avis de M. Hey. Les deux chirurgiens, après un examen soigneux, le 13 août, s'accordent pour reconnaître l'existence d'un fœtus vivant hors de l'utérus et la nécessité d'une opération pour l'extraire. La malade est admise le même jour dans ma salle.

Une consultation eut lieu le soir entre tous les chirurgiens de l'établissement. Nous reconnûmes à travers les parois abdominales le siège du fœtus au niveau de l'ombilic, les pieds au niveau du pubis, le cœur fœtal était très nettement perceptible au-dessus de l'ombilic du côté droit. L'aréole des mamelles était nettement dessinée, les seins étaient développés, l'utérus mesuré avec la sonde de Simpson, marquait 6 centimètres 25. Nous constatâmes son indépendance d'avec le fœtus abdominal. Nous pûmes entendre le souffle placentaire.

Nous décidâmes de faire la gastrotomie ; la malade fut endormie à midi 1/2. Ethérisation. La vessie fut vidée. Nous fîmes sur la ligne blanche une incision de 15 centimètres 5, dont l'ombilic occupait le centre ; aussitôt, apparurent le siège et le dos de l'enfant couverts d'une couche épaisse d'enduit sébacé, l'épiploon coiffait les épaules du fœtus. L'enfant fut extrait sans peine et le cordon lié comme après un accouchement ordinaire. Nous pûmes alors voir que la gestation était purement abdominale ; nous ne trouvâmes aucune trace du kyste ni de membranes ; le fœtus flottait librement dans l'abdomen entre des anses intestinales. Le placenta recouvrait l'entrée du bassin comme le couvercle d'un pot. En arrière il paraissait fixé au gros intestin, et à la paroi postérieure de l'abdomen son centre offrait une proéminence arrondie correspondant au fond utérin assez développé. Nous le laissâmes sans rien changer à ses rapports. Nous coupâmes le cordon à 5 centimètres de la plaie et nous le fixâmes à l'angle externe de la plaie au moyen du clamp de M. Gough, notre chapelain.

L'occlusion de l'incision fut obtenue au moyen de six points de suture, comprenant toute l'épaisseur des parois abdominales et le péritoine, et de six points de suture superficielle. Des bandelettes de sparadrap et des coussinets de *lint* et un bandage complétèrent le pansement. Le fœtus, une fille, était assez gros pour une enfant de huit mois. La respiration qui eut de la peine à s'établir nous fit craindre, pendant une heure et demie environ, qu'elle ne pût vivre. M. Hey croit que ce défaut de respiration peut avoir été causé par l'éthérisation de la mère. On lui donna une nourrice et elle vint à bien.

L'opérée fut quatre jours sur la table d'opération dans la crainte que le transport ne lui fût préjudiciable, puis on la plaça dans une chambre particulière. On lui fit des injections de morphine, à des intervalles de plus en plus éloignés, jusqu'au 26 septembre, et pendant les premiers jours elle ne prit que de la glace par la bouche, mais on lui fit prendre des lavements nutritifs dès le lendemain de l'opération.

Le 16 août au matin elle rendit quelques gaz, et le 18 des matières fécales. Les vomissements diminuèrent graduellement, et le 17 ils n'étaient plus que rares.

Ce même jour le clamp fut enlevé et le cordon gangrené fut fixé à l'extérieur au moyen d'un fil de chanvre et d'un morceau de sparadrap.

Le 18 août, le lait commença de gonfler les seins, il se tarit le 22 ; la malade prit alors par la bouche un peu de lait et de gruau. Le 19 août, la plaie donna un peu de sang en quantité variable, d'une à dix onces ; le 22, cet écoulement prit une odeur qui devint très forte au bout de quelques jours.

Le 24 août, frisson violent durant dix minutes et suivi de vomissements.

Dès le 29, le régime fut graduellement renforcé, poisson, œufs, poulet, etc. en petites quantités.

Le 4 septembre, le cordon fort aminci tombe et est suivi par l'écoulement de six onces de liquide. La plaie est alors entièrement cicatrisée, sauf le point qu'avait occupé le cordon. Pendant la quinzaine suivante, la plaie fournit beaucoup de liquide (dont la sortie est précédée de fortes douleurs abdominales. Le 10 septembre, je vis s'écouler un quart de litre d'un liquide très fétide, comme de la mélasse.

Il y eut un peu d'œdème de la jambe et du pied droit ; le 19 septembre, l'opérée s'assit pour dîner et le 9 octobre elle put être transportée dans la salle commune. Le 29, la plaie est guérie, et trois semaines après la malade retourne chez elle, les règles reparaissent un mois après son départ ; depuis lors, elles ont été régulières.

Obs. LXXIX. — Grossesse extra-utérine arrivée à terme. Laparotomie Mort de la mère et de l'enfant. H. Gervis. (British med. journal, 22 déc. 1877.) Ann. de Gynéc., t. XII.

Une femme de 38 ans, ayant eu 8 enfants, a été depuis ses dernières règles, prise de douleurs et de malaises insolites ; ceux-ci reviennent tous les huit jours et s'accompagnent d'hémorrhagie utérine.

Malgré ses accidents, la grossesse suit son cours et de chaque côté de l'utérus qui est vide on constate une tumeur. La tumeur gauche qui s'élève jusqu'au nombril, contient le fœtus et fait percevoir les battements du cœur. Quant à la droite, qui est moins élevée, elle correspond au placenta ainsi que le démontre l'autopsie.

Après deux mois d'observation, les douleurs prirent une telle acuité qu'il fallut recourir à l'opération. Après une incision médiane longue de 6 pouces, on trouve un kyste fœtal recouvert en haut par l'épiploon. Le placenta s'insérait à droite. L'hémorrhagie peu considérable fut arrêtée par deux points de suture. Le cordon fut fixé à l'angle inférieur de la plaie et un tube à drainage fut placé. Le traitement ultérieur consista en injections morphinées et au nettoiement au moyen d'une seringue du contenu du tube à drainage.

L'hémorrhagie devint si forte dans le cours des premières vingt-quatre heures, que l'opérée succomba le deuxième jour. L'enfant du sexe féminin était à terme et mourut au bout de six heures.

La paroi kystique était rompue en plusieurs endroits, le placenta en voie de décomposition s'insérait sur l'ovaire droit qui ne fut pas retrouvé ; l'utérus était hypertrophié.

Obs. XC.— Grossesse ovarienne troublée seulement par quelques douleurs vagues. Au terme de la grossesse, usure du sac fœtal et péritonite. Gastrotomie pratiquée en quelque sorte pendant l'agonie de la mère. Enfant sauvé. (Spiegelberg. Arch. f. Gynäk., t. XIII, p. 73.)

Une femme de 36 ans, menstruée à sa vingtième année et ayant eu un enfant neuf ans auparavant, se présenta en juillet 1876, à la policlinique de Breslau, se plaignant de douleurs dans la partie gauche du bas-ventre, douleurs qui remontant à plusieurs années, étaient devenues plus fortes depuis la fin mai, époque où les règles s'étaient montrées pour la dernière fois. L'examen démontra une hypertrophie médiocre de l'utérus et à la réunion du corps et du col et du côté droit, une tumeur du volume d'une petite pomme inégale adhérente qui fut interprétée comme un noyau inflammatoire du ligament large correspondant. Concurremment on admit l'existence d'une grossesse extra-utérine comme vraisemblable.

La malade fut ensuite perdue de vue jusqu'au 5 mars 1877, jour où elle fit demander l'assistance du professeur Spiegelberg. D'après ce qu'elle rapporte, la grossesse aurait poursuivi sa marche sans encombre, lorsqu'il y a quatre jours les douleurs expulsives se montrèrent et avec elles des signes de péritonite ; l'examen qui fut fait démontra avec l'existence d'une péritonite diffuse la vacuité de l'utérus et la présence d'un enfant vivant. L'état de la mère était désespéré ; néanmoins on tenta la gastrotomie comme *ultima ratio*.

L'opération pratiquée dans une chambre étroite, sur un lit bas, sans autre lumière qu'une lampe à pétrole, et sans autre aide que la sage-femme et l'assistant chargé de la chloroformisation fut difficile. Après une incision allant du nombril au pubis et donnant issue à une assez grande quantité de pus clair jaunâtre et rougi de sang, le sac fœtal se présenta sous les yeux. Comme j'incisais les enveloppes, il survint une violente hémorrhagie et en élargissant l'ouverture je constatai que le placenta avait été intéressé dans sa longueur. Le liquide amniotique était peu abondant. L'enfant dont le dos était placé à droite fut extrait vivement par les extrémités inférieures ; il était légèrement asphyxié, mais il ne tarda pas à crier. Pendant qu'on s'occupe de l'enfant, je comprime avec les deux mains les bords de la plaie faite au sac fœtal et j'arrête momentanément l'hémorrhagie. Pour y mettre un terme je détache le lambeau du placenta qui avait été coupé, mais cette manœuvre facile sur l'un des bords ne l'est pas également sur l'autre, aussi on se borne à appliquer une ligature en masse sur ce point.

L'opérée affaiblie par la perte du sang, succomba dans la nuit, quant à l'enfant élevée au biberon elle succomba à l'âge de 3 mois.

Autopsie. — A droite on constate un sac lié à l'utérus par le ligament ovarien qui même dans son état d'affaissement mesure encore 10 centimètres de diamètre. Sur son côté antérieur il est réuni au cæcum par une large et épaisse adhérence dans laquelle cheminent quelques vaisseaux volumineux. La trompe droite placée au bord supérieur du ligament large épaissi passe au-devant du sac, elle peut être suivie dans l'étendue de 22 centimètres; mais tandis que dans la moitié de son parcours elle a un calibre normal, dans l'autre moitié elle constitue un cordon aplati et grêle qui se perd sur la surface externe du sac (frange ovarique).

Obs. XCI. — **Grossesse tubaire. Ponction à cinq mois. Continuation de la grossesse. Laparotomie vers le milieu du huitième mois. Mort de la mère. L'enfant ne vécut que vingt-quatre heures, par Frankel. (Arch. fur Gynäk., vol. XIV, p. 197. Résumée).**

M..., 34 ans, 2 grossesses antérieures normales. Dernière menstruation 5 janvier 1878, pertes en février, douleurs, petite tumeur en arrière et à gauche de l'utérus le 20 avril; on diagnostique une grossesse extra-utérine dans la trompe gauche. Pour essayer de tuer le fœtus et pour assurer le diagnostic ponction par le vagin; le 27 avril, liquide amniotique, péritonite légère, rétention d'urine rétablissement après l'expulsion d'une caduque. La femme revient au mois d'août sentant les mouvements du fœtus depuis deux mois. Les douleurs abdominales, les mouvements du fœtus faisant regarder la situation comme grave, la laparotomie fut pratiquée le 19 août, dans de mauvaises conditions, dans une chambre sombre.

Incision verticale à 3 doigts à gauche de la ligne blanche de 6 centimètres, allant de l'ombilic à 2 centimètres environ au-dessus de la symphyse. L'incision fut ensuite prolongée en haut de 4 centimètres. On ne fit pas l'incision restiligne médiane à cause de la latéralité du kyste, on supposait en outre qu'il y aurait des adhérences et qu'il serait difficile d'amener la tumeur au niveau de l'incision. Immédiatement après avoir fendu la paroi abdominale, on aperçut le péritoine et à travers lui, les vaisseaux énormement dilatés de la paroi embryonnaire. On ne pouvait pas penser à séparer le péritoine de la tumeur qui lui était intimement unie. Pendant que mes collègues écartaient les parois abdominales, je fendis le kyste rapidement et allant fort vite à cause de l'hémorrhagie.

Il fallut prolonger l'incision dans le haut, mais par malheur nous étions tombés sur le placenta; je le traversai quand même, d'une main je saisis l'enfant et l'enlevai rapidement. Une partie du placenta suivit en même temps qu'une hémorrhagie épouvantable se produisait. L'autre partie du placenta fut laissée dans le kyste. Les parois du kyste et de l'abdomen furent comprimées avec les doigts et des points de suture superficielle et profonde furent faits avec des fils de soie résistants. Les points de suture comprenaient à la fois les parois du kyste et celles de l'abdomen. On agit ainsi trouvant que les parois du kyste étaient trop minces pour supporter la compression avec des tampons de ouate. On n'osa pas pour la même raison arrêter l'hémorrhagie avec du perchlorure de fer. L'hémorrhagie cessa bientôt complètement. On plaça dans l'angle inférieur de la plaie un tube à drainage et l'extrémité des fils qui avaient été placés sur le placenta dans l'intérieur du kyste furent ramenés au dehors. Le kyste fut nettoyé avec une solution phéniquée. Arrêt complet du sang. Après avoir été pendant la demi heure qui suivit l'opération dans un collapsus complet, la malade se relève sous l'influence d'injections d'éther, puis retombe dans le collapsus et meurt peu de temps après. L'enfant vécut vingt-quatre heures et mourut faute de soins.

Autopsie. — Caillots dans le sac. Utérus hypertrophié adhérent au côté du sac. Le sac paraît formé par une saillie du côté gauche de l'utérus ; impossible de trouver quoi que ce soit qui puisse ressembler à la trompe gauche ou au pavillon de ce côté. On peut suivre les fibres menus de l'utérus qui se continuent sur le kyste.

Obs. XCII. — Grossesse abdominale. Laparotomie au terme après la mort de l'enfant. Mort de la mère, par Hofmeier. (Zeitschrift f. Geb. und Gynäk, Bd. V, Heft. 1, 1880).

Femme de 41 ans, trois grossesses normales. Dernière menstruation en juin 1878, bonne santé jusqu'au 13 septembre. Depuis ce moment, faiblesse croissante et fièvre; entre à la clinique le 24 janvier 1879. Tumeur volumineuse, côté droit de l'abdomen. Parties fœtales faciles à sentir sous les téguments. Bruits fœtaux très nets. Utérus très vide. Malade très faible, amaigrie. La tumeur continue à s'accroître, les douleurs persistent. Cachexie croissante. La laparotomie fut retardée à cause de la petitesse du fœtus. Opération le 22 mars; situation de la mère, très grave. Incision de la paroi abdominale, ouverture du sac; il s'écoule une sérosité sanguinolente, on extrait un fœtus d'environ huit mois, présentant quelques symptômes de macération.

Placenta enlevé facilement sans hémorrhagie. — Un drain aboutissant dans le vagin est passé à travers le repli de Douglas. En haut on place quelques points de suture. La malade présente les jours suivants un abaissement considérable de température. On lave le kyste avec de l'eau à 40 degrés. La malade se relève un peu. Mais le douzième jour, elle tombe dans le collapsus et meurt,

Autopsie. — On trouve le sac uni avec les organes voisins surtout à droite utérus de volume presque normal. A droite à la place des annexes, un cordon épais, solide, de même à gauche il est impossible de les séparer les uns des autres.

Obs. XCIII. — Grossesse probablement tubaire. Laparotomie à terme. Mort de la mère. Enfant vivant, par Hofmeier. (Zeitschrift, f. Geb. und Gynäk. V Bd., Hf. 1, 1880.)

F..., âgée de 33 ans, cinq grossesses normales et une fausse couche. Dernière menstruation.

1er octobre 1878. Dans les deux premiers mois, attaques douloureuses ; à la fin de janvier, à la suite d'un examen, évanouissement, faiblesse très grande. Elle se remit lentement.

26 avril 1877. Elle entre à la clinique. Tumeur s'élevant à trois doigts au-dessus de l'ombilic. En haut, on sent la tête de l'enfant, en bas et à droite de petites parties fœtales. Utérus repoussé en avant. La sonde pénètre à 11 centimètres. A la fin de mai, les mouvements du fœtus deviennent plus vifs, les pulsations fœtales plus rapides. 140 pulsations. Dilatation complète du col.

29 juin. Laparotomie. Incision de la paroi abdominale. Le kyste n'est adhérent que dans la partie inférieure. A l'incision du kyste, il s'écoule un jet clair de liquide amniotique qui se mélange à du sang, quand l'incision est prolongée par en haut. On retire un enfant qui se met à crier. Hémorrhagie des plus abondantes. On se dépêche de placer un drain aboutissant au vagin. Tamponnement avec de l'ouate salicylée. Point de suture à la paroi abdominale à l'angle supérieur de l'incision, le point de suture réunissant l'ouverture du sac et la paroi abdominale. Arrêt de l'hémorrhagie. Durée de l'opération, vingt-cinq minutes. Poids du fœtus, 2,360 gr. Dès le premier jour, élévation de la température à 39°. On avait fait de la compression sur le ventre. Le deuxième jour, on enlève les tampons. Hémorrhagie qui s'arrête avec un deuxième tamponnement. Le soir, ballonnement, vomissements, chute du pouls. Mort, trente-six heures après l'opération.

L'enfant était bien portant au mois de novembre.

Autopsie. Kyste fœtal parfaitement ferme et isolé. A la partie antérieure du sac, on trouve le placenta soudé avec la paroi antérieure. *La trompe gauche, libre dans sa première partie, se confond ensuite complètement avec le kyste. Une sonde ne pénètre pas dans ce point.*

Obs. XCIV. — **Grossesse extra-utérine. Laparotomie. Extraction d'un fœtus mort. Guérison de la mère, par Walther F. Atlec. American journ., p. 321, oct. 1878, Revue des Sciences med., p. 521, 1879.) Remarques par Harris. Arch. de Toc., 1880.**

Au mois de mai 1877. Le Dr Atlee fut consulté par une femme mariée qui se plaignait des douleurs d'estomac et de vomissements. Mariée à l'âge de 15 ans, elle n'avait jamais eu d'enfants. Ses règles se suspendirent complètement, mais six semaines après, elle eut une hémorrhagie très abondante qui dura cinq jours; la malade remarqua que cet écoulement de sang avait été accompagné de l'expulsion d'une sorte de membrane.

Bientôt quelques signes de grossesse survinrent. Gonflement des seins. Douleurs dans l'abdomen. Elle eut à cette époque une assez vive douleur dans la hanche et dans le bassin, des vomissements; elle garda le lit cinq ou six jours sans prendre l'avis d'un médecin.

30 juin 1877. Dix semaines après le début présumé de la grossesse, elle eut de nouveaux accès de vomissements. Douleurs dans le bas-ventre. Sensation de déchirure comme si quelque chose s'était échappé d'une cavité et envie violente d'uriner. Cette attaque était sans doute le signal de la rupture d'un kyste fœtal intra-utérin probablement situé dans la trompe de Fallope du côté gauche, elle fut suivie de collapsus et de symptômes d'une violente péritonite. Après avoir été en danger pendant quelques jours, la malade se rétablit. Deux semaines plus tard, troisième attaque moins forte, mais ayant les mêmes caractères. Depuis cette époque, elle eut toujours de fréquentes envies d'uriner et des douleurs dans le bas-ventre.

Le 5 septembre, elle ressentit pour la première fois les mouvements du fœtus. A partir de ce moment, elle les perçut tantôt dans le côté droit, tantôt en arrière au niveau du sacrum, parfois en avant. Les mouvements du fœtus devinrent de plus en plus distincts, et elle eut bientôt la sensation d'un corps étranger qui se mouvait dans son abdomen. L'agitation du fœtus était si pénible que bientôt elle elle en perdit le sommeil. Les mouvements du fœtus cessèrent le 10 janvier 1878. A partir de cette époque, Mme O... maigrit, perdit l'appétit et devint maladive. Au mois de février, ses règles reparurent et s'accompagnèrent de violentes douleurs semblables à celles de l'accouchement. Pendant six semaines, elle eut un écoulement sanguin très abondant quoique irrégulier.

Le Dr Atlee diagnostiqua une grossesse extra-utérine et reconnut facilement la situation du fœtus par le palper abdominal; il était couché sur le côté droit, la tête occupant l'aine gauche, l'épine dorsale correspondant au pubis, les fesses débordant à droite la ligne blanche; en fait, il était en dehors du bassin dans l'abdomen supporté par les parois de cette cavité.

L'opération eut lieu le 18 mai.

Une incision de 2 pouces de longueur commençant deux pouces au-dessus du nombril fut faite suivant la direction de la ligne blanche. Le péritoine fut trouvé épaissi, vascularisé. Il s'écoula environ 2 litres d'un liquide épais (*like pea soup*). Aussitôt le siège du fœtus se présenta. Le fœtus ayant été extrait, la cavité qui le contenait fut épongée avec soin. A l'exception d'une anse intestinale, d'environ deux pouces qui faisait saillie, le corps du fœtus était entièrement séparé par une membrane organisée du reste de l'abdomen. Le cordon ombilical fut coupé de manière à ce qu'il en pût sortir 4 pouces de long à travers la plaie. On laissa un drain dans la plaie et on fit les sutures et le pansement suivant les règles usitées en pareille circonstance. La malade fut ensuite soumise à l'usage continuel de l'opium. Le deuxième jour, on enleva le tube à drainage. Pendant deux jours, des grumeaux caséeux coulèrent de la plaie, ensuite la suppuration devint normale.

Le 13 juin, la malade était complètement guérie.

Obs. XCV. — Grossesse extra-utérine. Laparotomie. Déchirure du placenta. Mort, par Netzel. (Gynaeck. og. obstet. Meddelelser. opg. af Howitz, 130 l. H. 3, p. 1, 1878.)

Femme de 37 ans, une grossesse antérieure normale. Devint enceinte une seconde fois avec des symptômes pénibles dans le bas-ventre et des accès de fièvre, on diagnostiqua une grossesse extra-utérine avec un fœtus vivant. La femme fut envoyée à Stockholm pour y être gastrotomisée. Quand elle y arriva, l'enfant était mort; quelques jours après, la laparotomie fut faite d'après les procédés ordinaires. Dans toute la hauteur de l'incision, on ne pouvait distinguer le péritoine du sac fœtal. Par contre les enveloppes de l'œuf n'étaient pas adhérentes entre elles ni avec le sac fœtal. Le liquide était brun-clair, n'exhalant aucune mauvaise odeur.

Lorsqu'on eut extrait le fœtus et nettoyé la cavité kystique avec de l'eau phéniquée il survint une hémorrhagie dans l'intérieur du sac. Il se fit alors une petite déchirure de la paroi du sac par laquelle on put voir un organe ressemblant au placenta. Des sutures arrêtèrent l'hémorrhagie évaluée de 600 à 800 gr. Dans les parois antérieure et postérieure du sac, on trouva deux morceaux de placenta et le côlon qui était noir et qui allait d'un point de la paroi antérieure vers un des morceaux du placenta. La mort survint cinquante heures après.

A l'autopsie, pas de péritonite, l'œuf était entouré d'un sac complet. La superficie du sac était noire. Le placenta avait été séparé en deux morceaux, l'un en avant, l'autre en arrière. C'est de la portion antérieure et inférieure que partait le cordon. Le produit pesait 3,200 grammes. Il était macéré.

Obs. XCVI. — Grossesse de l'ovaire parvenue au sixième mois. Fœtus. Mort. Gastrotomie. Mort de l'opérée le lendemain. (Hall Davis et M. Lawson (The Lancet), 1877.) Ann. de gynéc., t. XII, p. 28.

Le 21 juin 1877, entra à l'hôpital de Middlesex une femme de 27 ans, se disant à sa première grossesse.

Les dernières règles se sont montrées le 24 décembre dernier et depuis il y a eu de la douleur dans le côté gauche. Trois semaines plus tard il est apparu dans la région iliaque gauche une tumeur qui d'abord petite est allée s'accroissant peu à peu.

Actuellement elle est bien circonscrite, mais on n'y découvre ni bruit de souffle, ni battements de cœur fœtal. Le méat utérin était mou, ouvert au point d'admettre le doigt qui constate la vacuité de l'utérus.

Le pouls était fréquent et la température élevée.

Sur ces données, on pratiqua l'opération le 25 juin.

Le sac libre en avant adhérait en arrière avec l'intestin. *L'incision porta sur le placenta*, et un fœtus mort fut extrait.

Le *placenta fut décollé et extrait.* Quant aux bords du kyste, ils furent suturés avec les parois de l'abdomen. L'opérée succomba le deuxième jour.

La tumeur fœtale occupait la place de l'ovaire gauche dont on ne put découvrir trace, mais par contre la trompe de Fallope en était tout à fait indépendante. Sur quelques points du kyste, il existait des fibres musculaires en quantité considérable. Pas de traces de péritonite, mais tuberculose aiguë des poumons.

Obs. XCVII. — Grossesse abdominale. Laparotomie trente-deux mois après. Mort le cinquième jour par épuisement. (W. B. Byford, Chicago medical journal and Examin, février 1878.) Ann. de gyn., t. XII, p. 30.

Une femme âgée de 36 ans, mère de deux enfants, avait eu une métro-péritonite il y a treize ans à la suite de la seconde couche. Devenue grosse en 1874, elle eut pendant les premiers mois des hémorrhagies périodiques par le vagin. Elle cessa de percevoir les mouvements du fœtus le 25 février 1875, et éprouva le 10 mars les douleurs expulsives.

Pendant plus de deux ans, elle se trouva parfaitement bien, lorsqu'en août 1877, à la suite d'un violent effort pour éviter une chute, elle ressentit de vives douleurs dans l'hypogastre gauche. A la suite, le bas-ventre s'accrut et acquit des dimensions colossales, la fièvre hectique survint et les forces déclinèrent peu à peu, bref la *mort était imminente*, lorsque le 8 nov. 1877 on fit la laparotomie d'après le procédé habituel.

La cavité abdominale renfermait une grande quantité de liquide vert foncé. Le fœtus non décomposé et fortement serré dans les membranes fut extrait avec facilité. Quant au placenta qui s'insérait à droite sur l'utérus, la vessie et l'entrée du petit bassin, il fut laissé en place. Après avoir procédé à la toilette de la cavité abdominale, placé une forte ligature de soie sur le cordon qui fut coupé près du placenta et dont le reste fut fixé à l'angle inférieur de la plaie, on fit la suture des parois de l'abdomen.

Quoique l'opération tout entière eût été finie en vingt minutes, l'opérée succomba le cinquième jour à l'épuisement des forces.

Obs. XCVIII. — Grossesse extra utérine de vingt-quatre mois. Laparotomie. Guérison, par T. Eastley. (American practitioner, septembre 1876. Résumé dans Edimb. med. journ., 1876, p. 462).

C..., 33 ans, trois grossesses antérieures. Enfant placé en travers de la partie antérieure de l'abdomen, la tête dans la fosse iliaque droite, le sacrum répondant au pubis.

Incision sur la ligne blanche d'un pouce de l'ombilic à un pouce du pubis. Le kyste dense, fibreux n'était pas adhérent en avant, mais seulement au-dessous. L'enfant, volumineux, adhérait intimement à tous les points du kyste, le liquide amniotique était résorbé, le placenta atrophié, le cordon était réduit à un simple fil. L'enfant fut broyé et extrait pièce à pièce par une dissection très pénible; la cavité du kyste fut épongée et nettoyée par une injection avec une solution chlorée. Les bouts du kyste furent suturés à la plaie par une suture fine et non interrompue. La plaie de l'abdomen fut fermée de même. Un tube à drainage fut laissé dans l'angle inférieur de la plaie; on fit des injections antiseptiques jusqu'à la cicatrisation complète.

Obs. XCIX. — Grossesse abdominale. Laparotomie au vingt-sixième mois. Guérison, par J. H. Southal. (Virga méd. Monthly, sept. 1877. Ann. de gynéc., p. 33, 1879.

Une négresse, 30 ans, ayant eu quatre enfants et une fausse couche, devint enceinte pour la sixième fois. Dix jours après le terme normal de la grossesse, les douleurs s'établirent accompagnées de métrorrhargie, mais naturellement elles n'aboutirent pas. En même temps les mouvements de l'enfant s'arrêtèrent. L'état général est assez bon, mais à la fin le retour fréquent des douleurs abdominales et pelviennes épuisèrent les forces. Bref, vingt-six mois s'étaient écoulés depuis la conception lorsque le Dr James Southal, de Litt le Rock, dans l'Arkansas, entreprit l'opération. Le fœtus était enkysté dans la paroi abdominale, il était fortement adhérent, et dut être extrait par morceaux. Les parois du sac furent suturées avec les parois de l'abdomen, un tube à drainage fut établi dans l'angle inférieur de la plaie et des injections désinfectantes furent faites dans la cavité. La guérison fut complète.

Obs. C. — Grossesse abdominale. Mort du fœtus au huitième mois Laparotomie un mois après. Guérison, par Gusserow. (Arch. f. Gyn. t. XII, p. 75). Ann. de gyn., p. 21, 1879.

Une femme de 34 ans, qui lors de son quatrième et dernier accouchement avait eu à la fois une péri et une para-métrite terminées par résorption, eut ses dernières règles le 27 mai 1876. Devenue enceinte immédiatement après, elle offrit pendant toute la durée de la grossesse des symptômes de péritonite. Le 3 décembre, les mouvements de l'enfant cessent d'être perçus et le 7 janvier, lorsqu'on pratiqua la laparotomie, l'épuisement de la malade était extrême.

A la ligne blanche, le *sac fœtal fut facile à séparer des parois abdominales*, mais en tirant sur le premier il s'écoula 900 gr. de sérosité sanguinolente. Le fœtus macéré pesant 1,750 grammes et ayant 44 cent. de longueur fut facilement extrait. Après la ligature, une traction sur le cordon montra que le placenta était encore fortement adhérent. La partie gauche du sac fœtal qui n'adhérait pas à la paroi abdominale fut suturée au bord gauche de la plaie avec des cordons de catgut. Sur ces entrefaites, il jaillit du fond de la cavité fœtale un liquide sanguinolent et, dans les efforts de vomissements de la malade profondément narcotisée, les intestins viennent presser contre le sac et en font redouter la rupture. Le sac est nettoyé, quelques débris de membranes et deux anciens caillots volumineux en sont extraits; il se présente alors une cavité remarquablement petite avec parois raides surtout en bas et à droite, où le placenta s'insère. La plaie abdominale fut fermée en grande partie avec le catgut. On laissa seulement une ouverture de 5 centimètres par laquelle on fit sortir le cordon et on fit pénétrer dans le sac un tube à drainage et quelques bandes de gaze. L'opération faite d'après la méthode de Lister dura 30 minutes en tout, et l'opérée perdit très peu de sang.

Les deux premiers jours se passèrent bien, mais malgré les injections phéniquées le sac suppura, la fièvre s'accrut, la température s'éleva (39° M. 40°5 S.). Au 9e jour, comme la cavité recto-utérine s'était débarrassée du tissu placentaire, on la ponctionna et on établit un tube à drainage. Bref, après une série de péripéties, l'opérée quitta le lit le 20 février et la plaie abdominale était complètement cicatrisée le 27 mars. Malheureusement la phthisie qui existait avant l'opération fit des progrès constants.

Obs. CI. — Grossesse ovarique probable, combattue sans succès par les injections hypodermiques de morphine. Laparotomie au onzième mois. Guérison, par Messner. (Medicin Corr. Bl. f. Wurtemberg, t. XLVI, n° 37, 1877. Ann. de Gynéc., p. 33, 1879.)

Une femme accouchée trois ans avant devint enceinte à la fin de mars. En avril et en mai, à l'époque menstruelle, douleurs abdominales sous forme de coliques et à caractère péritonique, faisant penser à une ovarite. Concurremment l'ovaire droit était hypertrophié, douloureux et flanqué d'une seconde tumeur peu marquée. Les coliques abdominales extrêmement douloureuses furent combattues par les injections de morphine. A la fin de juillet, écoulement de pus par le vagin et, à la suite, la région ovarique droite devint exempte de douleurs, mais resta toujours tendue par l'accroissement de la tumeur.

En septembre, les accès de douleur se reproduisirent avec une intensité nouvelle, les battements du cœur fœtal furent découverts dans le bas-ventre et confirmèrent le diagnostic de grossesse extra-utérine, ovarique probablement. La portion vaginale de l'utérus était tellement portée en arrière qu'on ne pouvait introduire la sonde utérine. En novembre, les battements du cœur fœtal disparurent et, à trois reprises, il survint une hémorrhagie abondante par le vagin. En janvier et février, douleurs continuelles demandant l'emploi journalier des injections morphinées.

Le 7 février, incision sur la ligne médiane, sac complètement adhérent aux parois abdominales ; après l'écoulement des eaux teintes de méconium, extraction d'un garçon de 6 à 7 mois ratatiné et amaigri. Sur l'endroit où était *perçu le bruit du souffle*, il y avait un placenta épais d'un centimètre et exsangue.

La fièvre fut médiocre ; le sac fut traité par les injections phéniquées et suppura longtemps. Six semaines après, retour de la menstruation. Guérison complète au bout de neuf mois.

Obs. CII. — Grossesse abdominale accompagnant une grossesse intra-utérine. Gastrotomie. Guérison. (Observation publié par M. le docteur Chabert dans le Lyon médical, 23 avril 1876. Résumé.)

Il s'agit d'une femme arabe entrée le 13 novembre 1874 à l'hôpital militaire de Médéah. Elle a déjà accouché très heureusement de quatre enfants. Sa dernière couche remonte à 6 mois : elle nourrissait son enfant au moment de son entrée à l'hôpital. C'est une femme bien constituée, mais amaigrie et fatiguée par une tumeur, du volume d'une tête d'adulte, siégeant au niveau de l'ombilic. Elle s'est aperçue de cette tumeur un mois après son dernier accouchement. Au bout de quatre mois (cinq mois après l'accouchement), cette tumeur s'enflammait, s'ulcérait et s'ouvrait pour laisser passer un pied de fœtus que le mari arrachait avec les chairs de la jambe correspondante. Fistule consécutive, écoulement d'un ichor d'une horrible fétidité, accès de fièvre.

C'est dans cet état qu'elle entre à l'hôpital : on constate au fond de la plaie la présence de plusieurs petits os. La col est petit, dur; la cavité utérine est vide et complètement indépendante de la tumeur ombilicale.

Gastrotomie le 14 novembre. Chloroformisation. Incision sur la ligne blanche de 12 centimètres de longueur, dépassant l'ombilic de 3 centimètres en haut et de 9 en bas. Une seconde incision de 4 centimètres de longneur est menée perpendiculairement à la première à droite de l'ombilic. Les lambeaux triangulaires sont relevés et on retire trente os ou portions d'os de fœtus à terme avec des cheveux, des lambeaux de chair macérée. Pansement immédiat avec deux tubes à drainage et de la charpie imbibée d'une solution de permanganate de potasse. Pas de suture. Un simple bandage de corps.

Les suites de l'opération sont très simples. Injections antiseptiques au permanganate de potasse et sulfate de quinine en lavements. La malade rentre dans sa tribu après moins de deux mois de séjour à l'hôpital. La cicatrisation était complète bientôt après. La guérison s'est maintenue parfaite.

Cette femme avait évidemment présenté une grossesse gémellaire constituée par un fœtus intra-utérin et un fœtus extra-utérin. Ce dernier s'était enkysté dans l'abdomen au voisinage de l'ombilic. Le kyste ouvert spontanément par un travail ulcératif commençait à se vider des produits qu'il contenait; mais une pareille élimination aurait été difficile, longue, pleine de dangers pour la malade. La gastrotomie, substituée aux efforts de la nature, a donc eu dans ces cas les plus heureux résultats.

Obs. CIII. — Grossesse abdominale. Laparotomie à la fin du onzième mois. Guérison, par le Dr Gaillard Thomas. (Americ. J. of. med. scien- janv. 1879, 3e cas.)

Quand cette femme fut examinée, on constata la présence d'une tumeur abdominale. On fit, le 22 avril, une ponction exploratrice, on retira un liquide séro-purulent. Le diagnostic fut posé d'après l'histoire de la grossesse. Les mouvements du fœtus avaient été constatés ; l'utérus était vide, et on sentait un corps solide volumineux se mouvant librement dans l'abdomen. Une incision fut faite dans le kyste faiblement adhérent dans la paroi abdominale. Le fœtus fut extrait facilement. Le cordon s'attachait à la fosse iliaque gauche. On ne put voir le placenta. Un large tube à drainage fut laissé dans la partie inférieure de l'incision qui fut fermée dans le reste par des sutures d'argent intéressant le péritoine hypertrophié. Cinq semaines après l'opération, le placenta se présenta à l'ouverture et fut enlevé en entier par un mouvement doux de rotation. Guérison très rapide ensuite.

Obs. CIV. — Grossesse abdominale. Laparotomie au quinzième mois. Guérison, par le Dr Gaillard Thomas. (American journal of obstetrics, 1878, p. 583. Am. Journ. of med. sciences, January, 1879.)

Négresse, 23 ans, deux enfants, devient enceinte il y a environ quinze mois. Du quatrième au cinquième mois, elle et son mari sentirent les mouvements du fœtus. Au neuvième mois, faux travail pendant trois jours et trois nuits. Depuis, les mouvements du fœtus ont cessé.

Au moment où elle entre à la clinique, elle est très amaigrie. Tumeur abdominale aussi large que la tête d'un fœtus à terme et présentant toutes les apparences d'une tumeur ovarique. Parfois sensation d'un corps solide nageant dans une masse liquide ; ponction pour assurer le diagnostic. Liquide séreux. Incision partant de l'ombilic et s'étendant en bas vers la symphyse. En ouvrant la cavité kystique il sortit un flot liquide. Les doigts étant introduits dans le kyste, l'incision fut étendue graduellement vers la symphyse. Le doigt heureusement decouvrit le placenta qui était attaché à la paroi antérieure de l'abdomen, assez à temps pour pouvoir le respecter. Un enfant volumineux fut aperçu, saisi par les jambes et tiré au dehors. Le cordon était entièrement tordu. La mort de l'enfant était sans aucun doute à ce fait. La section du cordon ne donna lieu à aucune hémorrhagie. Le placenta fut laissé en place et la plaie fut fermée au bout de deux jours. Elévation de la température 108,5 Farhenheit. Pouls rapide, ballonnement, situation alarmante. Deux sutures furent enlevées, plaie réunie dans toute la longueur. On l'ouvrit à la partie inférieure, il sortit des gaz fétides. L'abdomen s'affaissa aussitôt, on tourna la malade sur le côté, et environ 8,05 d'un liquide très fétide fut rejeté au dehors. Injection phéniquée. Au bout d'une demi heure, température vaginale 99,5 Farhenheit, depuis elle s'est élevée à 102°, mais elle a toujours baissé après une injection. Le placenta ne s'est pas détaché avant le quatorzième jour. La malade se rétablit complètement.

Obs. CV. — Grossesse abdominale. Ouverture du kyste dans le rectum. Laparotomie au vingt-deuxième mois. Guérison, par le Dr Gaillard Thomas. (American Jour. of med. sciences, jan. 1879).

Cas. V..., femme de 21 ans 6 mois, deux grossesses antérieures. Devient enceinte pour la troisième fois en juillet 1876. En avril, douleurs vives, vomissements bilieux sans travail. En juin 1877, à la suite d'une chute, évacution sanieuse d'un liquide séreux. 23 novembre, rend des os du métacarpe et des phalanges, en trois évacuations fétides. Entrée le 30 avril à l'hôpital des Femmes très amaigrie, opération le 3 mai. Laparotomie. Sac adhérent à la paroi abdominale. Il ne contenait que des os qui étaient fixés dans les parois. En voulant les extraire, le péritoine fut ouvert, un peu des matières impures qu'il contenait passa dans le péritoine, ce qui rendait la péritonite presque certaine. La partie postérieure du sac fut alors ouverte pour permettre d'éponger le péritoine. Ce qui fut fait et un tube à drainage fut laissé, la place externe fut suturée autour du tube par des sutures avec des fils d'argent. La malade fut replacée dans son lit. Injection de morphine. Tous les assistants la croyaient perdue.

Le 5. La malade va bien.

Le 6. Vomissements, péritonite.

Le 11. Elle est hors de danger.

Le Dr Thomas donne le conseil de laisser désormais les parties fœtales qui sont adhérentes au sac sans y toucher pour être terminée par la suppuration.

Obs. CVI. — Grossesse ovarique probable. Laparotomie. Guérison, par Benicke. (Société d'obst. de Berlin, 8 janv. 1878. Berlin. kl. Wosch., nº 13, p. 183, 13 avril 1878. Ann. de Gynécol., p. 33. t. XII. Revue des sc. méd., t. XIII, p. 590).

Une femme de 33 ans, ayant eu trois grossesses, la dernière il y a cinq ans, terminée par un avortement suivi de péri-métrite, eut ses dernières règles au commencement de février 1877. La grossesse est normale, les mouvements du fœtus sont perçus jusqu'au 22 ocobre, ou cette personne est prise de douleurs abdominales assez vives à caractère expulsif suivies de péritonite assez intense.

A la fin de décembre, le ventre a les dimensions qu'il a au huitième mois de la grossesse et renferme une tumeur paraissant dépendre de l'ovaire. L'utérus placé en avant a 9 centimètres de longueur, à gauche existe une fluctuation nette, à droite une surface inégale. Les seins sécrètent du lait et la femme dépérit rapidement.

La laparotomie est pratiquée le 28 décembre sous le brouillard phéniqué (*Carbolspray*). Le kyste libre à gauche, offre à droite des adhérences récentes, faciles à rompre à la paroi abdominale antérieure mais très résistantes au bassin. En ouvrant le kyste développé entre les feuillets du ligament large droit, on extrait un fœtus féminin pesant 778 gr. Le placenta inséré sur la paroi interne du kyste qui regarde le diaphragme est détaché sans hémorrhagie, il pèse 839 gr., présente à sa surface de nombreux caillots décolorés et à la coupe de petits noyaux apoplectiques. Les portions du kyste enlevées pèsent 235 grammes, et ont un centimètre d'épaisseur. La partie profonde du kyste est laissée dans le ventre et réunie par 20 points de suture à la plaie abdominale.

Pansement phéniqué puis chloré. Fièvre modérée, appétit bon. Miction et garde-robes spontanées. Guérison.

Obs. CVII. — Grossesse extra-utérine abdominale primitive. Gastrotomie cinq mois après la mort du fœtus, quatorze mois après le commencement de la grossesse. Guérison, par Rousseau. (Union méd. du nord-est, septembre 1877. (Revue des sc. méd., t. XI, p. 598).

La femme X..., âgée de 26 ans, ne voit pas ses règles au mois d'octobre 1851, est saisie, à plusieurs reprises, par de vives douleurs, sent l'enfant remuer en février 1852 et, le 1er juillet, est prise de douleurs ressemblant à celles de l'accouchement, mais sans efforts d'expulsion, et qui durent jusqu'au 15 juillet.

6 août. Un écoulement de sang a lieu par la vulve et se prolonge jusqu'au 15 août.

Le 23. La femme est examinée, on trouve le ventre volumineux comme chez une femme enceinte de neuf mois, les mamelles sécrètent du lait; l'utérus peu volumineux, le col ferme, non entr'ouvert; une sonde ne pénètre que de 3 à 4 centimètres dans la cavité utérine.

30 septembre. On peut sentir au-dessus du pli de l'aine un mouvement de ballottement manifeste.

3 novembre. Le chirugien fit à la région iliaque gauche, sur une longueur de 9 centimètres à 15 millimètres au-dessus du ligament de Fallope, une cautérisation avec un cautère cultellaire rougi à blanc.

Le 8 et le 14. Il coupa les muscles avec le cautère. Trois autres cautérisations profondes furent pratiquées dans le courant du mois. Il obtint ainsi une plaie lisse dans les deux quarts moyens et crut être arrivé ainsi sur le chorion.

6 décembre. Il se décida à opérer; une ponction ne donna qu'un peu de sang, il incisa alors le placenta sur une profondeur de 1 centimètre, puis les membranes, et donna issue à une grande quantité de liquide brunâtre fétide. Le doigt put alors sentir le sommet de la tête. Il put alors pratiquer la céphalotripsie et retirer le fœtus qui pesait trois kilogrammes. Le cordon fut laissé dans la plaie ainsi que le placenta et les membranes. Le placenta piqué donnait du sang. Une vessie pleine d'eau tiède fut introduite dans la cavité amniotique pour empêcher les hémorrhagies et prévenir le collapsus.

Pendant près de deux semaines, la malade présenta de la fièvre, accusa de vives douleurs pendant que la plaie suppurait abondamment et produisait un liquide sanieux fétide.

Puis l'amélioration s'établit et, le 12 février, la malade quittait l'hôpital, conservant une ouverture fistuleuse qui donnait issue à une petite quantité de pus épais. Au-dessus de la plaie, il restait une tumeur formée par le placenta, d'un volume supérieur à celui du poing d'un adulte.

Pendant les deux années suivantes, la malade a été bien bien portente et a pu se livrer à des travaux pénibles. A diverses reprises, l'ouverture fistuleuse se refermait, des douleurs survenaient jusqu'à la réouverture de la plaie.

15 avril 1855. A l'examen de l'abdomen, on constata que la tumeur placentaire avait disparu.

Obs. CVIII. — Grossesse extra-utérine abdominale. Mort du fœtus vers le septième mois. Gastrotomie. Guérison. (Observation recueillie par M. Ribemont, interne à la Maternité de Paris.) (Annales de Gynécologie, juillet 1879).

Bed. Henriette, 21 ans, piqueuse de bottines, entre à la Maternité, dans le service de M. Tarnier, le 12 avril 1877.

Bien réglée habituellement. Accouchée en 1873 d'un enfant qui a vécu deux mois. Actuellement, elle n'a plus ses règles depuis le mois d'août 1876, où elles ont duré du 4 au 8.

Vers le milieu de septembre, douleurs abdominales extrêmement violentes, qui durent jusque dans le courant d'octobre. Les signes de grossesse deviennent de plus en plus probables en novembre. En décembre, nouvelle explosion de douleurs abdominales pendant quatre jours. A la fin de janvier, les mouvements actifs du fœtus sont perçus par la mère.

Vers le 7 mars, mouvement fébrile, qui dure deux jours ; puis les mouvements fœtaux cessent d'être perçus ; l'œuf diminue de volume, les seins se flétrissent.

Le 4 avril, douleurs lombaires, suivies bientôt d'une perte accompagnée de l'expulsion de masses grisâtres. La malade entre à la salle d'accouchement, le 11 avril ; on la croit en travail ; mais les douleurs cessent, et elle est transférée dans le service de M. Tarnier.

Le diagnostic porté alors est le suivant : grossesse extra-utérine abdominale ; fœtus mort.

Le 3 mai, frisson violent, abdomen douloureux, puis ballonné ; vomissements verdâtres, facies grippé. Cette poussée de péritonite dure jusqu'au 10 mai. L'état général s'amende alors.

En juin, l'écoulement menstruel reparaît, et dure quatre jours. Mais le 16 juillet, à l'époque des règles, nouvelle péritonite.

Le 1 août, le cordon ombilical est expulsé par l'anus.

Des symptômes graves d'hecticité surviennent. La température oscille entre 38°, 5 et 40°, 5.

La gastrotomie est faite le 22 août. Chloroformisation. Incision de la paroi abdominale et du kyste qui y adhère. Extirpation de débris fœtaux horriblement putréfiés. Lavages abondants de la poche avec une solution phéniquée au vingtième. Pansement de Lister.

Les jours suivants, mêmes lavages matin et soir ; même pansements. La malade est sans fièvre ; son état général s'améliore rapidement. Le 27 août, elle est méconnaissable, mange avec appétit ; le kyste a diminué par le retrait de ses parois, et on n'y fait pénétrer que peu profondément la canule qui sert aux lavages. Le 4 septembre, plaie très étroite, kyste réduit au volume d'une petite orange.

Le 1er octobre, cicatrisation complète.

La malade sort guérie le 16 octobre.

Obs. CIX. — Grossesse extra-utérine datant de dix-sept mois. Ouverture du kyste fœtal dans l'intestin. Gastrotomie. Mort. (Observation recueillie par M. Maygrier, interne de la Maternité de Paris.) (Annales de Gynécologie, juillet 1879).

Mme Delorme, âgée de 33 ans, entre dans le service de M. Tarnier, à la Maternité, le 8 mars 1879.

Réglée à 17 ans, cette femme a toujours joui d'une bonne santé. Mariée il y a deux ans, elle a vu ses règles se supprimer à partir du 31 décembre 1877, époque où elle les eut comme d'habitude, pendant vingt-quatre heures. Puis survinrent des signes de grossesse; elle dit avoir senti remuer son enfant pour la première fois, dans le courant d'avril 1878.

Dès le début, vomissements se renouvelant à une ou deux semaines d'intervalle; douleurs assez vives dans le ventre, ayant duré pendant toute la grossesse.

A la fin d'août 1878, douleurs extrêmement vives comme pour accoucher ; un médecin appelé constate l'existence des bruits du cœur de l'enfant; puis au bout de vingt-six heures, les douleurs se calment, le travail s'arrête. La femme n'a expulsé qu'un peu de sang.

A partir de ce faux travail, les mouvements actifs du fœtus cessent d'être perçus. La santé s'améliore rapidement.

Mais, vers le 15 octobre, survient une perte qui dure deux jours ; l'état général reste satisfaisant.

En janvier 1879, le ventre devient douloureux; frissons, fièvre, amaigrissement. La malade, pusillanime, refuse d'entrer à la Maternité, comme le lui conseille alors M. Tarnier.

La fièvre s'accentue; une évacuation abondante, infecte, se fait par l'anus; des vomissements surviennent, le ventre est très-douloureux, et la malade se décide à entrer, le 8 mars.

M. Tarnier provoque une consultation à laquelle prennent part MM. Polaillon, Lucas-Championnière et Pinard. L'avis unanime est qu'il s'agit d'une grossesse extra-utérine abdominale, avec ouverture du kyste dans l'intestin, et poussées aiguës de péritonite adhésive; la conclusion est la nécessité d'une intervention chirurgicale.

Les jours suivants, l'état de la malade empire; des gaz se développent dans la poche; diarrhée très fétide, sans débris fœtaux.

L'opération est faite par M. Tarnier le 21 mars à 11 heures du matin, suivant la méthode de Lister.

Chloroformisation. Incision de la paroi abdominale sur la ligne médiane; on entre immédiatement dans le kyste qui adhère porant à la paroi. On extrait un fœtus putréfié; un membre est adhérent au fond du kyste; on le coupe et on le laisse en place. Lavages à l'eau alcoolisée. Tubes à drainage dans le kyste. Pansement de Lister.

La température prise avant l'opération était de 38°5.

Le 21 au soir, elle est tombée à 36°5. Champagne, glace.

Le 22. Vomissements qui ne durent que quelques heures.

Le 23. Etat général assez satisfaisant.

Le 24. Deux ou trois vomissements; dyspnée.

Le 25. Nuit mauvaise, agitation. Phlegmatia alba dolens du membre inférieur gauche.

Le 26. Altération des traits. Subdélirium. Refroidissement.

Le 27. Aggravation des symptômes. Douleurs abdominales vives. Refroidissement marqué.

Le 28. La température qui a jusqu'alors oscillé entre 36°5 et 37°2, monte un instant à 38°4. L'agonie survient et la mort a lieu à 10 heures du soir.

Chaque jour, la malade a été pansée deux ou trois fois, et à chaque pansement, on a fait dans l'intérieur du kyste des lavages à l'eau alcoolisée; ces lavages entraînaient au dehors des détritus d'odeur infecte et des débris sphacélés.

L'autopsie n'a pu être faite.

Obs. CXI. — Grossesse extra-utérine. Elytrotomie. Guérison, par le Dr Schrœder. (Berl. Klinisck. Wochenschrift).

Le Dr Schroeder rapporte le fait d'une grossesse extra-utérine, on retira par le cul-de-sac postérieur du vagin un enfant macéré qui était déjà en décomposition et suffisamment développé. La femme avait eu auparavant trois grossesses normales, et pendant la dernière elle avait éprouvé de vives douleurs. Elle était très affaiblie au moment de l'opération. Malheureusement, elle garda une fistule vaginale par laquelle passaient au commencement toutes les matières fécales. Au bout d'un certain temps, elles repassèrent par le rectum, et la malade guérit.

Obs. CX. — Grossesse extra-utérine. Incision du cul-de-sac postérieur du vagin. Guérison. (Hancocke Wathen. Med. Times and Gazette, 1877, t. I, p. 641.)

Une femme âgée de 25 ans, arrivée au terme normal d'une seconde grossesse, fut prise de douleurs qui persistèrent pendant cinq jours. Ce faux travail amena la mort du fœtus.

Huit semaines après la cessation des douleurs, on se décide à tenter l'extraction. Le doigt servant de guide on fait, sur le vagin, une incision qui ouvre cet organe dans toute l'étendue de la tumeur.

On reconnaît alors qu'une véritable membrane enveloppe le fœtus, laquelle incisée, donne passage à une assez grande quantité de pus. La tête fœtale mise à nu est alors saisie par le forceps; l'extraction se fait avec lenteur pour éviter la rupture du cou; on appliqua dès qu'on put le forceps sur le tronc. Le fœtus, bien que macéré, fut retiré entier. Le placenta laissé à lui-même fut éliminé le lendemain. Les suites furent des plus simples; fièvre modérée, pas de réaction abdominale, écoulement purulent et fétide. L'opération eut lieu en février 1877.

Obs. CXII. — Grossesse extra-utérine, par Chapmann. (New-York med. Journal, avril 1879. Revue des sc. méd., p. 204, t. XV).

Mme B..., âgée de 40 ans, a eu quatre enfants; le dernier est né en octobre 1874. A partir du mois de mars 1876 les règles sont suspendues et les signes usuels de la grossesse se manifestent en novembre 1876. Le médecin qui l'examine trouve, dans le ventre, une tumeur oblongue située dans la moitié gauche, entre l'ombilic et les lombes, s'élevant de la cavité pelvienne vers la région inguinale gauche et atteignant presque le rebord des fausses côtes de ce côté. Pendant l'examen, le médecin sentit nettement les mouvements du fœtus; la mère ne les avait pas encore sentis; le médecin n'avait pas pratiqué le toucher vaginal.

Le lendemain même la femme était prise d'une hémorrhagie abondante, le sang sortait à flots par le vagin, et le col présentait une dilatation de 4 à 5 centimètres. Le doigt introduit rencontra un corps doux et inégal; c'était le placenta décollé sur une étendue de 8 centimètres au moins, et adhérant encore aux bords.

Le tamponnement fut pratiqué immédiatement; on retira les tampons le lendemain; le col était fermé et ne laissait passer que quelques gouttes de sang.

20 janvier 1877. Le toucher permit de constater que le col était d'une dureté cartilagineuse; qu'il avait le caractère du col de l'utérus non gravide, et n'était qu'un peu plus gros que normalement. Dans l'abdomen, on trouvait une tumeur beaucoup plus petite, discoïde, large d'environ 6 pouces, mobile, mais présentant des adhérences au niveau de l'ombilic. La malade avait d'ailleurs remarqué elle-même que, depuis le 20 décembre, sa taille au lieu d'augmenter avait diminué.

4 avril 1877. Le médecin appelé près de la femme la trouvait enceinte de trois mois, et perdant du sang en abondance. Le lendemain l'avortement avait lieu, et le fœtus répondait aux conditions de la mère. La tumeur abdominale ne mesurait plus que 4 pouces et demi; elle était restée discoïde et adhérente à l'ombilic.

Si l'on considère ces 114 observations, on voit que la grossesse extra-utérine s'est terminée par rupture dans 27 cas. 21 fois la grossesse était tubaire, 1 fois tubo-abdominale, 3 fois ovarique, 1 fois interstitielle, et dans l'autre cas la variété n'est pas indiquée.

La guérison semble avoir été produite par l'électrisation dans deux cas, et par l'injection morphine dans une observation ; la ponction du sac a été ou sans effet ou dangereuse.

Les opérations après le 5e mois ont donné les résultats suivants :

1 incision de la paroi utérine, 1 guérison.

4 élytrotomies, 2 morts, 2 guérisons.

1 laparotomie à la suite de rupture, 1 mort.

A terme, la laparotomie semble au premier abord une opération peu praticable. Sur 6 femmes, 5 ont succombé, mais 4 enfants ont été sauvés. De plus, le placenta a été sectionné 2 fois (obs. de Gervis et de Hofmeier ; dans un autre cas, il a été extrait (Hofmeier).

Dans le cas de Spiegelberg la femme était à l'agonie.

Sur 10 existences, 5 ont été sauvées.

On peut donc espérer sur de meilleurs résultats quand les règles seront plus précises, mieux observées et les opérations faites dans de meilleures conditions.

Dans les grossesses anciennes, sur 59 cas, on trouve que 11 fois la grossesse s'est transformée en lithopédion ou s'est terminée par enkystement.

19 fois le kyste s'est ouvert dans le rectum ; 8 morts avec ou sans intervention,

3 fois le kyste s'est ouvert dans le vagin. 2 guérisons,

1 fois dans l'utérus. 1 mort,

5 fois à l'ombilic, 3 laparotomies secondaires. 5 guérisons,

2 fois dans la vessie. 2 guérisons,

La laparotomie secondaire a été pratiquée 18 fois. 4 morts seulement.

L'élytrotomie a donné 2 guérisons pour 2 observations. Cependant, dans le cas de Schmitt où l'ouverture du kyste a été spontanée, le fœtus n'a pu être extrait.

CONCLUSIONS.

Dans les 4 premiers mois, on doit chercher à arrêter l'évolution d'une grossesse extra-utérine. On emploiera de préférence la faradisation et surtout les injections morphinées, ce dernier moyen paraissant d'une innocuité absolue.

Il serait légitime de tenter l'extirpation préventive du kyste en cas de grossesse tubaire ou interstitielle si la grossesse pouvait être reconnue à cette période, mais nous croyons que dans l'état actuel de la science, le diagnostic ne peut être établi avec certitude.

Cependant si un diagnostic probable de grossesse extra-utérine avait été posé antérieurement, et qu'ensuite on se trouvât en présence de symptômes de rupture et d'hémorrhagie interne grave, on serait autorisé à pratiquer la laparotomie.

2° A partir du 4e mois, il faut se borner à parer autant que possible aux troubles habituels de la grossesse extra-utérine et attendre le 9e mois, préférablement la 34e semaine, chercher, par une même opération, à sauver la mère et l'enfant.

A moins de circonstances spéciales, situation du placenta à la partie supérieure du kyste, etc., on devra préférer la laparotomie à l'élytrotomie.

3° A partir du moment où l'enfant a succombé, si la santé de la mère continue à s'améliorer, on peut attendre, surtout si l'enfant est mort dans les premiers mois de la grossesse.

Mais si l'enfant est mort au moment du terme ou peu avant, s'il est volumineux, pour peu que l'état général de la femme décline, il faut intervenir et tenter l'extraction du fœtus. Il sera préférable d'attendre 2 mois s'il est possible, à partir de la mort du fœtus, afin que la mère ne soit plus exposée à l'influence de l'état puerpéral (1) et que des adhérences se soient établies entre le kyste et la paroi abdominale. On pourra favoriser la production de ces adhérences par des applications de caustiques lorsque l'opération pourra être différée sans danger.

Si l'enfant est petit, situé dans le petit bassin, si le cul-de-sac postérieur du vagin en est rempli par la tumeur, on peut avoir recours à l'élytrotomie. Presque toujours la laparotomie doit être préférée.

Les pansements antiseptiques seront rigoureusement employés.

(1) M. le professeur Verneuil. (Discussion à la Société de chirurgie. Mai-juin 1876.

INDEX BIBLIOGRAPHIQUE

La plupart de ces indications bibliographiques ont été empruntées à la monographie de Parry, au Traité d'accouchements de Joulin, et au mémoire de M. le Dr Charpentier, dans la Revue des sciences médicales, t. IX.

ARAN. — Grossesse extra-utérine simulant un kyste du petit bassin. (Union méd., 1853).

BANDL. — Graviditas extra-uterina secundaria. (Wiener med. Woschenschrift, p. 697, 1875).

BARNES. — Diseases of women. Phil., 1874.

BAUDELOCQUE. — Dictionnaire des sc. méd., t. XIX. Paris, 1817.

BEHM. — Grossesse utérine et extra-utérine. Arch. f. Gynäk., t. VII, p. 314.

BERNUTZ et GOUPIL. — Clinique des maladies des femmes. Paris, 1860.

BOINET. — Arch. de Tocol., t. I, p. 125.

BONNIE. — Des grossesses extra-utérines. Thèse de Paris, 1821.

CAMPBELL. — Mémoire sur la grossesse extra-utérine. Edimbourg, 1842.

VAN CAUVENBERGHE. — Des grossesses extra-utérines. Bruxelles, 1867.

CAZEAUX. — Traité d'accouchements. Paris.

CHAILLY Honoré. — Traité pratique de l'art des accouchements. Paris, 1827.

COOKE. — Grossesse intra et extra-utérine simultanée parvenue à terme. Trans. of obs. Soc. Lond., 1864.

COURTY. — Traité des maladies de l'utérus, 1872.

CULLINGWORTH. — Grossesse extra-utérine. Obst. Journal, t. XXXIV

CYPRIANUS. — Grossesse extra-utérine. Leyde, 1700.

Von CZISAK. — De graviditate extra uter. comment. Heid., 1824.

DAYNAC. — Grossesse extra-utérine, n° 71. Thèse de Paris, 1825.

DEPAUL. — De la grossesse extra-utérine péritonéale. Arch. de Tocol., 1874-75.

DEZEIMERIS. — Journal des Connaissances méd. et chir., janv. 1837.

DUGUET. — Des grossesses extra-utérines et en particulier de la grossesse tubaire. (Annales de Gynécologie, 1874.

FRIEDREICH. — Sur un cas probable de grossesse extra-utérine avec terminaison favorable par une nouvelle méthode de traitement. Arch. de Virchow, 1864.

GALLARD. — Traité des maladies des femmes, 1873.

GARDIEN. — Traité d'accouchements. Paris, 1824.

HARRIS. — Remarques sur la laparotomie dans la grossesse extra-utérine, à propos de l'observation d'Atlee. Amer. Journ. of med. sciences, 1879. Arch. de Toc., 1880.

HECKER. — Contribution à l'étude des grossesses extra-utérines. Monat für Gebur., fév. 1859.

HODGE. — Phil. med. Times, 1874.

HOFMEISTER. — Grossesse extra-utérine. Rut's mag. f. d. gesammte. Heilk., 1823.

HELD. — De gravitate tubaria. Lips., 1854.

HUGUIER. — Grossesse supposée extra-utérine. Union méd., 1852.

GALLARD. — Traité des maladies des femmes. Paris.

JOULIN. — Des cas de dystocie appartenant au fœtus, 1863.

KING. — Mémoire sur la grossesse extra-utérine et la rétroversion. Norwich, 1878.

Robert LEE. — London med. Gaz., 5 juin, 1840.

LEMPEREUR. — Des altérations que subit le fœtus après sa mort dans les tissus maternels. Thèse de Paris, 1865.

LESOUEF. — Remarques sur trois cas de grossesse extra-utérine. Thèse Paris, 1862.

MARC. — Dict. des sc. méd., t. XIX. Paris, 1817.

MATTEI. — Des divers modes de terminaison des grossesses extra-utérines et de leur traitement. Gaz. des hôp., 1860. Paris.

MOREAU. — Des grossesses extra-utérines. Thèse de Paris, 1853.

NOGGERATH. — American Journ. of obstetrics. May 1875.

PAUL (Constantin.) — Etude pour servir à l'histoire des monstruosités parasitaires ; de l'inclusion fœtale dans la région périnéale. Arch. gén. de méd., 1862.

PAULY. — De graviditate extra-uterina. Berol., 1838.

PUECH. — De la grossesse de l'ovaire. Annales de Gynécol., t. X.

PUECH. — Du traitement de la grossesse extra-utérine. Ann. de Gyn., t. XII, 1879.

ROGERS. — Extra-utérine, fœtation and gestation. Phil., 1867.

ROMITI. — De la grossesse extra-utérine. Thèse de concours. Florence 1875.

ROUX. — Des grossesses extra-utérines, diagnostic. Thèse de Paris 1872.

Schrœder — Manuel d'accouchements, traduit et annoté par M. le Dr Charpentier, 1874.

Stoltz. — Art. Grossesse. Dict. de méd. et de chir. prat., t. XVII.

Tanner. — Signs and Diagnostic of pregnaney. Philadelphia, 1868.

Triadou. — Des grossesses extra-utérines. Concours d'agrégation. Montpellier, 1866.

Velpeau. — Dict. de méd. Paris, 1866, t. XIV. Traité élément. des accouch., t. I.

Weinknecht. — De conceptu extra-uterina. Hal , 1791.

Willigt. — De la grossesse ovarienne. Journal de Halla, 1859.

TABLE DES MATIÈRES

Paris. A. PARENT, imprimeur de la Faculté de Médecine, rue M.-le-Prince, 31.

www.ingramcontent.com/pod-product-compliance
Ingram Content Group UK Ltd.
Pitfield, Milton Keynes, MK11 3LW, UK
UKHW051022210726
13857UKWH00007B/1087